守护父母健康系列

父母不跌倒
儿女更安心

老|年|人|预|防|跌|倒

主　编｜高　远　肖红菊　库洪安

副主编｜王　琳　胡　鑫　刘　华

人民卫生出版社
·北京·

图书在版编目（CIP）数据

父母不跌倒，儿女更安心：老年人预防跌倒 / 高远，肖红菊，库洪安主编. — 北京：人民卫生出版社，2024.12
ISBN 978-7-117-35644-2

Ⅰ.①父…　Ⅱ.①高…　②肖…　③库…　Ⅲ.①老年人–猝倒–预防（卫生）　Ⅳ.①R592.01

中国国家版本馆 CIP 数据核字（2023）第 222838 号

父母不跌倒，儿女更安心——老年人预防跌倒
Fumu Bu Diedao，Ernü Geng Anxin——Laonianren Yufang Diedao

主　　编	高　远　肖红菊　库洪安
出版发行	人民卫生出版社（中继线 010-59780011）
地　　址	北京市朝阳区潘家园南里 19 号
邮　　编	100021
E - mail	pmph @ pmph.com
购书热线	010-59787592　010-59787584　010-65264830
印　　刷	天津善印科技有限公司
经　　销	新华书店
开　　本	889×1194　1/32　印张:7
字　　数	77 千字
版　　次	2024 年 12 月第 1 版
印　　次	2025 年 1 月第 1 次印刷
标准书号	ISBN 978-7-117-35644-2
定　　价	52.00 元

打击盗版举报电话	010-59787491	E- mail	WQ @ pmph.com
质量问题联系电话	010-59787234	E- mail	zhiliang @ pmph.com
数字融合服务电话	4001118166	E- mail	zengzhi @ pmph.com

编写委员会

主　编　高　远　肖红菊　库洪安
副主编　王　琳　胡　鑫　刘　华

编　委（以姓氏笔画为序）

王　娜　中国人民解放军总医院第一医学中心
王　琳　中国人民解放军总医院海南医院
王姝南　中国人民解放军总医院第一医学中心
王晓媛　中国人民解放军总医院第一医学中心
刘　华　中国人民解放军总医院第一医学中心
李晓兰　中国人民解放军总医院第一医学中心
杨　晶　中国人民解放军总医院第二医学中心
肖红菊　中国人民解放军总医院第一医学中心
库洪安　中国人民解放军总医院第一医学中心
张瑞芹　中国人民解放军总医院第二医学中心
孟俊华　中国人民解放军总医院第一医学中心
胡　鑫　中国人民解放军总医院第一医学中心
高　远　中国人民解放军总医院第一医学中心
续　琴　中国人民解放军总医院第一医学中心
霍春暖　中国人民解放军总医院第一医学中心

科学预防跌倒，
迎接老龄社会挑战，
创建多元养老方式。

陈霖

2023年8月1日

陈霖

中国科学院院士　认知科学和实验心理学家

关怀老年健康，
防范跌倒风险。
提高生活质量，
创建和谐社会。

付小兵
2023-10-30

付小兵

中国工程院院士　创伤和组织修复与再生医学专家

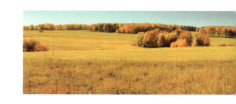

　　人口老龄化是社会发展的必然趋势，追求健康和长寿，是我们中华民族文化中不可缺失的基因，也是每个家庭的老人和儿女的共同愿望。我国已进入老龄化社会，老年人群健康水平的提升是落实积极应对人口老龄化战略与健康中国国家战略的重要举措之一。习近平总书记多次强调"把积极老龄观、健康老龄化理念融入经济社会发展全过程"，并在党的二十大报告中着重提到了"推进健康中国建设""实施积极应对人口老龄化国家战略"。所以，我们要树立积极的健康的老龄观，不要被动地等到人老了，一身病了，失能失智了，才去管，才去治，为时已晚。虽然衰老是一个自然发展的过程，但我们要关口前移，主动把生命全周期管起来，主动维持老年人健康，保持自立自强自理的能力，让儿女们工作安心，让老人体现自身的价值，在为家庭社会作贡献的同时也在快乐自己！

基于此，"守护父母健康系列"图书应运而生，首批出版发行的图书有《父母懂营养，儿女更安心——老年人合理膳食》《父母不跌倒，儿女更安心——老年人预防跌倒》《父母少生病，儿女更安心——老年人疫苗接种》《父母牙齿好，儿女更安心——老年人口腔保健》。丛书围绕老年人群的身体与心理特点，将日常易忽视且高发的影响健康的危险因素提炼出来，由医学相关学科的专家们以通俗易懂的科普形式教大家如何去防范，如何维持老年人的功能和健康。未来还会有针对老年人群慢病防治、健康管理等方面的系列图书出版。

本系列图书的出版与时俱进，在我国步

入老龄化的今天，可唤起社会及家庭关注老年人的健康风险并提高防范意识，把促进积极老龄观、健康老龄化的理念融入广大人民群众的思想意识中，融入敬老孝老助力建设幸福家庭生活中，造福于老年人，为推进健康中国建设助力！

中国老年医学学会会长

2023 年 4 月

前言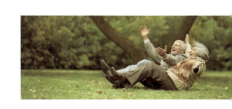

　　随着我国人口老龄化程度加深，老年人跌倒相关问题日益凸显。跌倒是我国65岁以上老年人伤害死亡的首位原因，具有高发生率、高死亡率的特点。老人跌倒事故发生后的心理创伤、骨折及软组织损伤等也影响着老年人的身心健康和家庭幸福。现如今，老年人跌倒已然成为一项重要的公共健康问题。

　　老年人跌倒预防与管理的知识普及十分必要。本书的写作是基于近6年跌倒风险筛查及个性化干预咨询多学科联合门诊的实践成果，结合查阅的国内外相关标准、指南、文献，循证于老年人跌倒预防与管理的最佳证据总结，将科普主题与相关证据匹配，从内容的适宜性、临床意义、准确性三方面把老年人预防跌倒相关知识改编成可理解、可实施的科普读物。

本书特别邀请了 13 位有 20 年到 40 年从事与跌倒高度相关的临床专科专家，从认识跌倒、风险自测、致跌疾病防控、防跌妙招四个方面系统地介绍了跌倒相关的科普知识，并介绍成功预防跌倒的案例。本书内容覆盖范围广，实用性强，以真实案例让读者了解并认识到跌倒发生的原因，跌倒的预防和简单易操作的评测技巧。书中对于老年人常见疾病及用药，给出了安全可靠的指导建议；对已知的跌倒风险因素，提供了积极防控策略，从而使老年人可以达到减少跌倒、跌而不倒、倒而少伤的目的。

本书内容丰富，深入浅出，通俗易懂，适合广大老年人及其家人、照护者阅读。对基层医务人员、社区卫生服务人员了解跌倒相关知识也有一定参考价值。由于时间较紧，编写中有不足之处，敬请指正。

编　者

2024 年初春

目录

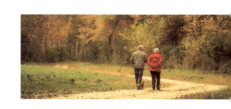

第二讲　跌倒竟然能筛查

第三讲　引发跌倒，这些竟是罪魁祸首

目录

第四讲 想要不跌倒就得这样做

第五讲　预防跌倒这些老年人做到了

年过 65 谨防跌倒

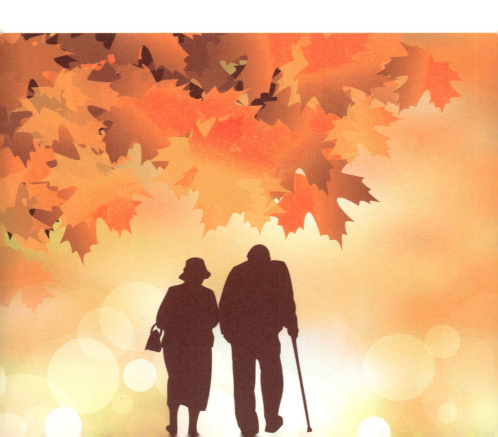

第一课　跌倒会导致老年人死亡

跌倒是指突发的、不自主的、非故意的体位改变，倒在地上或更低的平面上的一种状态。

跌倒的发生率高不高呢？据统计，在美国，社区老年人跌倒发生率为 30%～40%，长期护理机构老年人跌倒发生率为 50%。我国 65 岁以上老年人跌倒发生率，男性为 21%～23%，女性为 43%～44%。跌倒带来的经济负担比较严重，据统计，平均每起跌倒事件可造成 1 049 美元的医疗卫生经济损失（65 岁以上老年人）。

跌倒常常对老年人造成各种身体损伤，轻者：软组织损伤（41%）、擦伤；严重损伤（≥10%）：骨折、颅脑损伤等。

老年人跌倒最常见的骨折部位为髋部，

髋部骨折后，期望寿命会减少 10% ~ 15%，且生活质量也会显著下降，髋部骨折的老年人约有 25% 的人可在 6 个月以内死亡。跌倒也会导致心理方面的问题，其中 30% 左右的老年人会产生恐惧心理。跌倒还会增加住院和死亡风险。

跌倒是全球老年人伤害死亡的第二大原因，也是我国 65 岁以上老年人伤害死亡的重要原因。

老年人跌倒的发生，并不是一种意外，而是潜在的危险！老年人跌倒完全可以预防和控制！

第二课　年龄渐长跌倒增多

大家有没有发现，碰见了好久不见的长辈，明明年轻的时候很高，年纪大了身高却变矮了呢？

　　原来，随着年龄的增长，人们会逐渐出现个子变矮、驼背，并伴有腰腿痛。而且，越是身材高大的人，年老之后，身高下降越明显。临床发现，80 岁以上老年人的身高会比年轻时最高身高下降 10 ~ 15 厘米，这属于正常现象。其原因是骨质疏松症引起椎体压缩，椎骨被压成楔状或被压得扁薄，脊椎因支撑能力下降而变弯，个子就显得矮了。

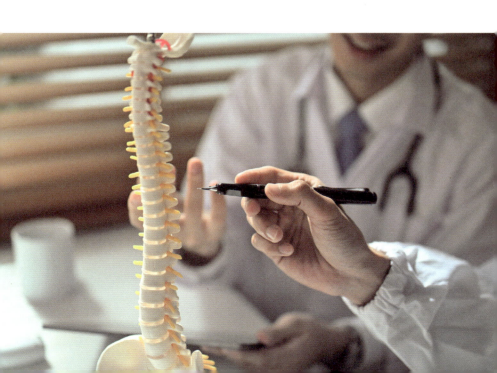

　　"变矮"的同时，跌倒也会突然增多。因为弯腰驼背使步幅不稳，快步走后又不能很快地保持平衡，跌倒的次数就大大增加了。有些老年人还会因跌倒而"性情大变"，出现焦虑、失眠等问题，甚至不配合治疗。美国有相关数据显示，20%～30% 的跌倒会给老年人造成中、重度损伤，导致其生活不能自理甚至死亡。中国疾病预防控制中心有全国伤害监测系统，数据经某阶段分析后发现，老年人跌倒后，中、重度损伤占 37.21%，经门 / 急诊治疗后，22.49% 的老年人需要住院继续治疗，0.92% 的老年人死亡。

第三课　这些老年人更易跌倒

　　为什么老年人有"临终一跌"的说法？老年人跌倒背后是否隐藏了更多严重的问

题？在生活中，老年人跌倒现象较为常见，随着年龄的增加，老年人机体功能日渐衰退，应变能力也随之减退，多种慢性病的患病率逐年增加，如衰弱、帕金森病、脑卒中、肌肉衰减综合征、骨质疏松症、糖尿病等疾病均与老年人跌倒有关。对于罹患慢性疾病的老年人，应加强照看与护理，尤其要预防其在日常生活中跌倒，确保老年人有幸福健康的晚年生活。

一、衰弱

衰弱不仅会降低老年人的自理能力，严重影响其生活质量，还会增加老年人跌倒、骨折、认知功能减退、失能等风险。比如，有一个门槛，正常人很轻松就能迈过去，但是老年人却会因迈不过去而发生跌倒。

随着年龄的不断增长，老年人的平衡性、反应性和感知力不断减退，加之一些老

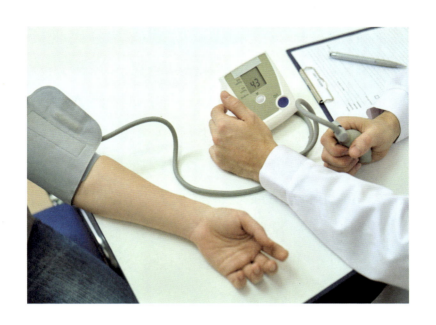

年人长期使用降压、降糖、助眠等药物，相对容易发生低血压、低血糖、嗜睡等问题，是跌倒发生的重点人群。

二、帕金森病

发现老年人有上肢震颤、手抖、动作迟缓等帕金森病前期征兆时，应及时就诊，争取早诊断、早治疗。

帕金森病发展到中、晚期后，会出现姿势反射的异常、慌张步态。当然，在疾病发展过程中，出现冻结步态、直立性低血压，也可能和帕金森病的跌倒有关系。

另外，帕金森病治疗过程中，出现异动症，也可能是导致帕金森病跌倒的原因。

因此，一旦确诊帕金森病，老年人应该尽早治疗，根据病情的程度，选择合适的药物。

三、脑卒中

脑卒中，俗称"中风"，是目前严重危害人类健康和生命的疾病之一，致残率高达 60%～80%，严重影响了老年人的生活质量，也给其家庭以及社会带来了沉重的负担。相关研究显示，47% 的社区脑卒中老年人有超过一次的跌倒。

跌倒会造成身心伤害，甚至死亡，现已

被确定为脑血管病的一种主要并发症且频繁发生。

罹患脑卒中的老年人由于体质差，反应迟钝，行动缓慢，步态不稳，平衡功能下降等，更易发生跌倒。

四、肌少症

肌肉衰减综合征，又称"肌少症"，在50 岁以上的人群中更为常见。

相关研究表明，人到中年以后，平均每年会丢失 3% 的肌肉。之所以出现这种情况，除了年龄相关的生理规律外，久坐不动的生活方式也是非常大的影响因素，只要两三个星期静止不动，就足以导致肌肉数量减少及力量减弱。肌肉力量不足，尤其是腿部肌肉力量下降就很容易导致跌倒。

对于老年人患肌少症，一方面是热量与蛋白质不足可能诱发，另外一方面跟牙齿健康状况不佳、吞咽困难，甚至与烹饪食物的咀嚼难度相关，出现的不良结果需要综合分析。各种疾病相关的炎症感染也会导致老年人的肌肉质量下降。高强度的精神压力、某一些疾病的治疗手段对身体造成的负担也会导致肌肉衰减。

五、骨质疏松症

绝经后骨质疏松症和老年性骨质疏松症是两种常见的原发性骨质疏松症。有一种说法，骨质疏松症是"静悄悄的流行病"，它往往在跌倒、骨折之后才被识别出来，一旦发现，便已经对生活质量带来严重的影响，还会影响预期寿命。从营养的角度，对于骨质疏松症的干预，更多的时候是集中在年轻时期及早预防，而不是等女性绝经期后由于激素水平的下降，或老年人 70 岁后因骨代谢因子紊乱，骨质大量流失，已经出现了骨折、跌倒等意外之后再进行干预。骨折后是否需要进行额外剂量的钙质补充是存在争议的，目前大体上还是建议将钙的摄入量维持在充足的水平（1 000 毫克）即可，而不要过量。

六、糖尿病合并周围神经、血管病变

患糖尿病的老年人跌倒多与周围神经病变密切相关，往往有踩在棉花上的感觉，动作不协调，甚至踝关节变形。糖尿病老年人多合并自主神经病变，使得心血管反射异常，易发生直立性低血压，导致大脑暂时供血不足。因此，老年人极易在从卧位变站立位时跌倒。另外，老年糖尿病常合并周围血管病变使得足温降低、足背动脉搏动减弱，使供养神经的血液循环发生障碍，也是导致老年人跌倒的原因之一。

跌倒的老年人，轻者碰破点儿皮、软组织挫伤，重者关节扭伤、骨折、头外伤等。

对于糖尿病老年人来说，预防跌倒很重要，在生活中要做到动作要比一般人缓慢一点，改变体位时不能像年轻人一样来得太猛，行动利索并不适用于糖尿病老年人。此外，糖尿病老年人在锻炼时，要有人陪同，防止发生意外。

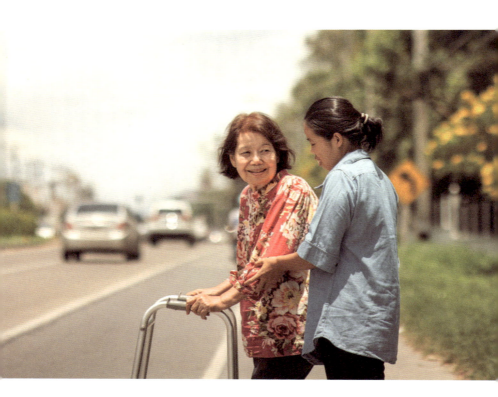

第四课　最易跌倒的六个时刻

第一个时刻——洗澡时

对于患有心脏病、高血压等慢性疾病的老年人，如果浴室比较狭小，地面湿滑，温度过高，就容易跌倒。

建议：老年人洗澡不宜超过 15 分钟；浴室地面采用防滑瓷砖等，防止滑倒；使用洗浴凳坐着洗澡，既省体力又不用担心跌倒；安装扶手，便于身体不稳时保持平衡。

要做到：浴室门不反锁，避免发生意外时耽误抢救。

第二个时刻——起夜时

骨折的老年人超半数是因为起夜跌倒，究其原因一是光线暗及错误的家具摆放，二是起夜时身体处于半睡眠状态，反应迟缓。

建议：装一个小夜灯，最好有感应功能。清除堆积在过道的报纸、电线等杂物。

要做到：腿脚不利索的老年人千万不要怕麻烦，起夜时尽量叫醒家人或陪护人员。起床时做到睁眼后完全清醒再慢慢坐起；坐起后头不晕再将两脚放到地上；站起后头不晕、腿不软再迈腿行走。这样可以防止头晕、直立性低血压的跌倒。

第三个时刻——着急接电话时

卧室跌倒的老年人 80% 以上是因为着急接电话。

建议：座机或者手机不要放得过高，要放在经常活动的地方，必要时在卧室安一部分机，开通来电显示，以防错过重要电话。

要做到：听到电话响时，不要急于接听，要慢起、慢站、慢走。

第四个时刻——等车时

等公交车往往需要长时间的站立、排队，老年人由于体力不支，关节不灵活，加上公交车进站时会突然快速地移动，人群拥挤，容易跌倒。

建议：老年人外出时最好随身带一根带板凳的折叠拐杖，错开高峰时段。

要做到：等候时不要一直坐着或站着，可在原地活动关节。公交车进站后，不要急于上车，避免和他人拥挤。

第五个时刻——乘扶梯时

老年人肢体活动不够协调，乘扶梯时掌握不好节奏容易跌倒。建议：乘扶梯时要抓紧扶手，双脚左右分别站立，保持身体重心稳定，能最大限度地防止跌倒。

要做到：乘扶梯切勿争抢，如腿脚不便，可乘无障碍升降电梯，或者寻求工作人员的帮助。

第六个时刻——冬季外出时

冬季天冷、路滑，老年人穿得多，活动不便，戴着围巾、帽子易导致视野受限，不能及时观察路况，增加了跌倒的风险。

建议：穿防滑鞋或者运动鞋，不穿硬塑料底的鞋，不要走路速度过快，不要走路时手提重物，不要双手插兜，可拄拐杖保持平衡。

特别注意：骨质疏松症老年人尽量不要在雪天外出，80 岁以上高龄老年人要远行时一定要有家人陪护。

第二讲

跌倒竟然
能筛查

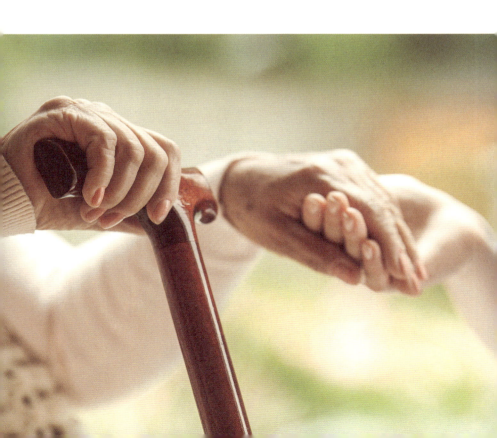

第一课　自我筛查很重要

一、查一查您是否为跌倒高危人群

1. 先看看自己的年龄有没有大于65岁。

2. 近1年里有没有发生过跌倒。

3. 是否存在视力、听力、躯体感觉异常。

4. 日常排尿有没有出现尿频、尿急这些问题？

5. 起夜上厕所有没有超过2次？

6. 平常走路步态有没有异常或需要使用辅助设施活动？

7. 下肢肌力减退、走路不稳、平衡感下降或下肢功能障碍。

8. 是否为低血压或低氧血症者。

9. 患高血压、糖尿病、脑卒中、骨质疏松症、骨关节炎等疾病。

10. 服用降压药、降糖药、镇静安眠药等可能引起跌倒的药物，或连续服用 4 种以上药物。

以上 10 条只要超过 2 条就是有跌倒风险，需要注意了！

二、手脚麻木感觉异常易导致跌倒

人维持固定姿势过久时，就会引起局部发麻，这是一种正常的人体反应。有的老年人可能并没有压迫身体，仍出现手脚发麻，则需进行健康检查，因为这种手脚麻木很可能是疾病导致的，若是置之不理，可能会延误病情，导致老年人跌倒风险增加！哪些疾病会导致老年人出现手脚发麻的症状呢？

1. 颈椎病

引起手部麻木最常见的疾病是颈椎病，尤其是老年人，表现为单侧麻木感，伴随肩颈部肌肉酸痛及上肢运动障碍等。长时间坐着不动、低头看书、枕头过高或过低等因素都会导致颈椎病的发生。

2. 脑卒中

俗称"中风"，脑卒中的早期主要表现之一就是手脚麻木，如果常常出现头晕目眩、四肢麻木等症状，一定要及时到医院的神经内科就诊。因为脑卒中发病快，短时间内便会出现意识障碍、偏瘫、偏身感觉障碍等症状，可能导致跌倒甚至昏迷等严重问题。

3. 糖尿病

患糖尿病的老年人会因血糖控制不佳合并糖尿病周围神经病变，表现为末梢神经炎，出现四肢末梢麻木，严重时出现糖尿病足等并发症。

4. 高血压

当人体血压升高时，手脚末端血液循环受到影响，会导致手脚麻木的症状。

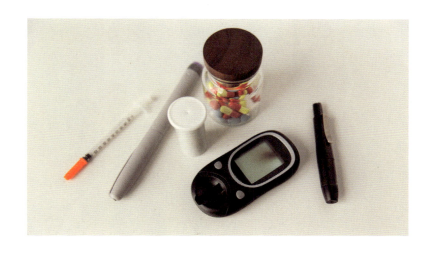

5. 动脉硬化

患动脉硬化的老年人有手脚麻木、肌肉疼痛感，甚至四肢的灵活度降低，严重时还会出现拿不稳东西，走路跛行等现象。

一般情况下，我们很难想象手脚麻木竟然和这么多疾病有关，而这些均是跌倒的高危因素。所以，老年人对于身体出现的各种不适感，要及时向家人诉说，并且定期进行身体检查，排查身体的患病风险，防止跌倒事件发生。

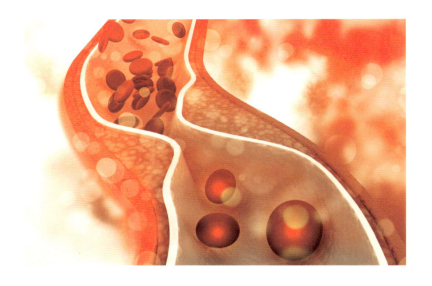

第二课 平衡肌力需检测

一、跌倒风险的居家筛查

以下几个方法可以测试老年人是否有跌倒的倾向。

1. 坐在椅子上看能不能站起，是否需要用手帮助撑起？或者需要身体移到座椅前面再站起，也可能站立不稳。

2. 坐下时看身体是否跌入椅中，而不是坐在椅子中央。

3. 轻轻给老年人身体胸部一个外力，看是否能站稳（做测试时需有人在后方保护老人）。

如果给一个外力，老年人便出现脚移动、脚摇摆、抓物支撑，表示有危险，为轻度。

如果外力推胸部 3 次，老年人依然能闭眼站立，仅有脚移动、脚摇摆、抓物支撑，危险程度为中度。

如果转头或转身时出现脚移动、脚摇摆、抓物支撑，同时出现眩晕、头晕、旋转不稳，危险程度为重度。

4. 如果做足跟跷起动作（提踵动作）时，足跟不能跷起，同时出现身体摇摆不稳、抓物支持，表示危险程度为中度。

5. 弯腰拾物时，多次尝试才能站起，

或抓物、牵拉才能站起，危险程度为中度。

二、通过观察步态识别跌倒危险

1. 当起步犹豫、慌张、需抓物支持才能保持平衡时。

2. 当抬脚过高、落地过快、拖拉行走时。

3. 当步伐不连贯、步幅长短不一，瘫痪侧腿脚拖拉行走时。

4. 当不能直线行走时。

5. 当行走时出现两侧摇摆，需要抓物支持来维持平衡身体时。

6. 做转身动作，老年人会出现转身前需先立定，再摇晃转身时。

7. 当行走需使用助行器辅助时。

以上这些情况说明有跌倒的中度甚至是高度风险了。

第三课　综合风险要评估

由于跌倒并非单一原因所致，因此对跌倒的风险评估也要考虑到多方面因素，并进行综合评估，从老年人的各项基础信息、用药习惯、居家环境、肢体功能和心理认知等多层面出发，对老年人实施全方位的风险评估及科学管理，提供一套覆盖性广、实用性强的防跌倒干预方案，以降低老年人跌倒的发生。主要包括以下几个方面。

一、跌倒风险自评

跌倒风险自评主要包括自身情况及是否发生过跌倒，以及发生跌倒的时间、地点、周围环境，有无头晕、下肢无力等的评估。

二、疾病因素

询问老年人是否患有影响平衡功能的疾病，包括以下几种疾病。

1. 神经系统疾病

如脑卒中、帕金森病、脑外伤、脑积水、前庭周围眩晕、外周神经系统疾病等。

2. 骨骼肌肉系统疾病

如慢性踝关节扭伤、关节炎、骨折、脊柱侧弯、颈椎病、腰痛、骨质疏松症等。

3. 心脑血管疾病

如高血压、脑血流灌注不足等（会导致老年人头晕、体力不支等）。

4. 泌尿系统疾病

如前列腺炎、慢性肾炎等。

5. 眼部疾病

如糖尿病眼病、白内障等。

三、多种用药情况

　　老年人大多同时患有多种疾病，且服用多种药物，某些药物易引起头晕、精神不振等症状（如镇静药、抗抑郁药、抗癫痫药、降压药），同时服用多种药物也会增加跌倒风险。

四、居家环境

　　据统计，一半以上的老年人跌倒是由环境因素造成的。70% 的老年人跌倒发生在家

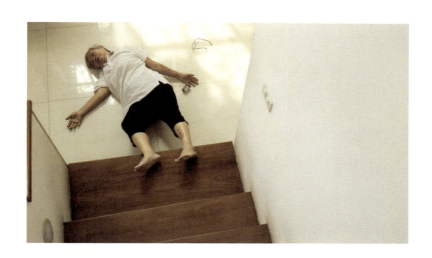

里，10% 发生在楼梯上。因此，全面的环境评估有助于预防老年人的跌倒。

居家环境危险因素评估包括：有无台阶、有无门槛、客厅有无移动座椅、卧室床垫是否过软、照明条件（半夜起床有无照明）、家具摆放、卫生间便器、浴室条件（有无扶手）、厨房摆设等；是否存在照明不足，穿了不合适的鞋，有滑动的地毯，地面经常湿滑，没有扶手，地板表面凹凸不平等情况。

五、肢体功能

让老年人做一些简单的动作，并观察完成情况。如四阶段平衡测试、起立 - 行走计时测试、五次起坐计时测试等，对老年人的平衡功能和姿势稳定性进行评估。

六、认知及跌倒心理

1. 有认知功能障碍的老年人步行、步行姿势控制能力欠佳，不能将注意力集中在完成动作上，对外界危险情况也不能做出及时准确的应对，增加了跌倒的风险。

2. 发生过跌倒的老年人容易产生恐惧

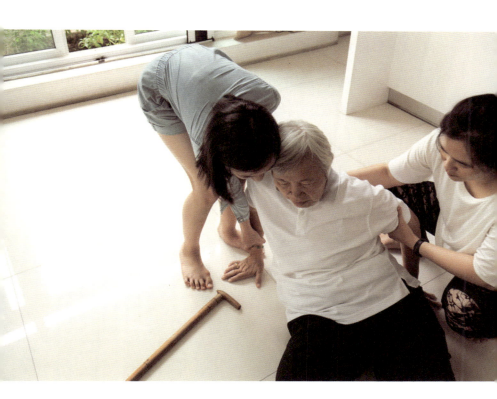

心理，在活动时动作幅度及速度均减小，姿势的稳定性大大降低。通过了解老年人对跌倒的心理情况，进而采取有效的心理干预。

七、脑状态定量测量

通过脑状态定量测量，可反映与跌倒高度相关的睡眠状态、情绪（焦虑、抑郁状态）状态、认知状态与程度、老化程度等与健康、疾病相关的神经功能状态，客观量化地反映大脑功能状态的变化。

虽然目前对于老年人的跌倒还无法完全避免，但可以利用现有的一系列方法来预估跌倒风险，并采取针对性的措施来进行预防干预。跌倒并不是衰老的必然结果，通过实施针对性的干预措施，哪里薄弱补哪里，跌倒是可以预防的。

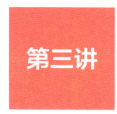

第三讲

引发跌倒，
这些竟是罪魁祸首

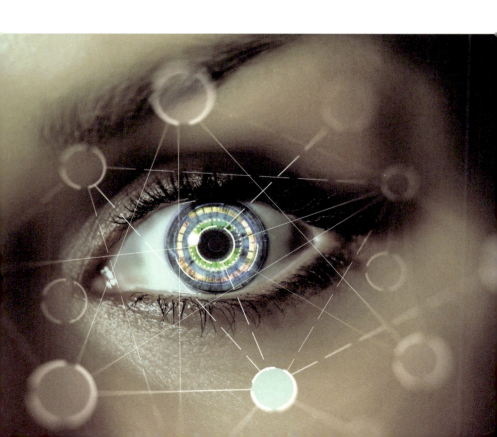

第一课　骨关节疾病

一、为什么患有膝骨关节炎的老年人易跌倒

　　膝关节为人体最大的负重关节，膝骨关节炎会使膝关节的肌肉力量下降、感觉减退、反应减慢、姿势控制能力变弱，导致动态平衡能力下降，从而增加跌倒风险。

二、加重膝骨关节炎的不利因素，您占了几条

　　1. 女性。

　　2. 年龄 $\geqslant 50$ 岁。

　　3. BMI $\geqslant 28\text{kg/m}^2$。

　　4. 膝骨关节炎家族史。

　　5. 关节负重。

　　6. 膝关节外伤史。

7. 运动损伤。

8. 寒冷环境。

9. 潮湿环境。

10. 盘坐习惯。

11. 步行梯楼房。

以上这些都是加重膝骨关节炎的不利因素。

三、锻炼有助于减轻膝骨关节炎的症状

患有膝骨关节炎的老年人应避免跑步和球类等剧烈运动。

不同的运动方式导致膝部承受的重量不同。慢跑时，膝部承重是体重的 2 ~ 3 倍；快跑或冲刺跑时，是体重的 5 ~ 7 倍。

可进行坐位或立位的抬腿及勾腿锻炼，可减轻疼痛、增强肌肉力量、协调运动、保持关节的活动度、保护关节功能。

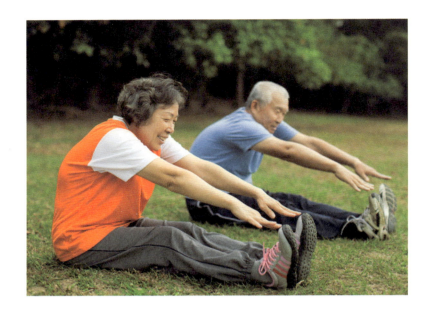

　　也可进行有氧运动，如骑自行车、游泳、散步、打太极拳等。通过运动可有效改善关节疼痛及僵硬症状，不良反应相对较少。

四、不良生活方式加重膝骨关节炎的不适症状

　　影响膝骨关节炎老年人的不良生活方式有以下几点。

1. 不良的情绪

膝骨关节炎老年人更易产生紧张、焦虑以及抵触治疗等情绪，应积极进行开导与督促，引导老年人及其家属以积极心态接受治疗。

2. 超体重

肥胖是影响膝骨关节炎老年人病情进展的因素之一。超重者膝骨关节炎的发生率和严重程度较正常体重者更加明显。

体重负荷超标时会加重关节负担，导致关节软骨的退化，使关节面的减震作用下降，从而导致膝关节不稳，进而诱发膝骨关节炎的发生。体重每增加 0.45 千克，膝关节负重增加 0.9 ~ 1.35 千克。10 年体重减少 5 千克，膝骨关节炎发生率降低 50%。

3. 膝关节负荷过大

久站、久蹲、爬楼梯、女性穿高跟鞋等均会加重膝关节的负荷。上楼梯时膝关节的

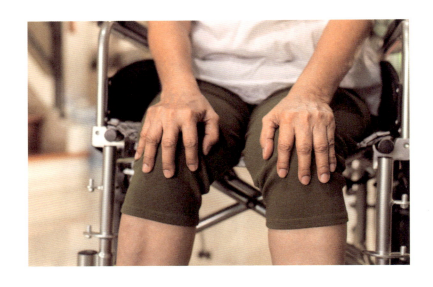

负重是体重的 3～4 倍；下楼梯时膝关节的负重是体重的 5～7 倍。

减轻膝关节负荷的方法：少爬很陡的楼梯，少走上下坡路，避免机械性损伤。

注意：长期穿高跟鞋会造成膝关节压力过重，也是女性出现退化性膝关节炎多发的直接原因。

五、为什么服用治疗膝骨关节炎药物容易跌倒

有些治疗膝骨关节炎的药物可诱发跌倒：如控制症状的止痛剂或非甾体抗炎药物可引起神经系统反应，可有头晕、视物模糊、嗜睡；也可发生心血管不良事件，出现心律失常和血压的异常。服用药物期间要提高防范意识，避免跌倒的发生。

六、患有膝骨关节炎的老年人在生活中如何预防跌倒

1. 保护关节

秋冬季节寒冷潮湿，要注意保暖，特别要在膝部戴上护膝或穿着较厚的衣裤，不要让患处接触凉风；穿宽松合适的鞋和舒适的鞋垫。

2. 佩戴护膝

对已出现膝关节不稳定的老年人，使用

护膝可改善膝关节的稳定性，减轻疼痛，提高行走能力。

3. 助行器的使用

减轻受累关节负荷，可用手杖、助步器。

4. 起居设施的调整

将居家老年人使用的座椅、床、沙发、马桶均调节至与膝同高的高度，易于上下；坐便和淋浴周边要有扶手，以便站起时助力；家居环境使用防滑地面；起夜时要打开夜灯照明。

5. 情绪调节

选择一些自己喜欢的事情做，如看小说、听音乐、散步、看报纸、参与文娱活动等，以减少关节不适带来的焦虑、抑郁情绪。

6. 饮食调整

多进食高钙食品，以确保老年人骨质代谢的正常需要。宜多食牛奶、蛋类、豆制

品、蔬菜和水果，必要时要补充钙剂。超体
重者控制饮食，增加活动，减轻体重，以利
于减轻关节负重。

七、使用手杖有助于减轻跌倒的风险

应用手杖可以分散肢体重量进而减轻下
肢负荷。

执杖行走过程中膝关节的活动范围明显
增加，对于改善膝关节功能障碍具有显著
作用。

执杖行走可以增强膝关节的灵活性及平
衡能力、减轻疼痛、改善膝关节炎的病情
进展。

八、教您几个膝骨关节炎老年人下肢肌力训练方法

患有膝骨关节炎的老年人要依据个体情
况调整每日训练时间、训练方法以及训练频

率。逐渐增强下肢力量并促进肌张力恢复、关节稳定性和耐力。

1. 膝关节锻炼

卧位或坐位，屈踝屈膝伸直；踝关节内收和外展；踝关节内旋和外旋。

2. 坐位锻炼

坐在桌子高度的稳固台面上，轮流摆动小腿；坐在桌子上，轮流伸直左右腿，勾起脚趾。

3. 手法按摩

（1）放松肌肉：采用拿、捏、按、揉等手法作用于臀部、大腿前侧、膝周围及小腿后侧肌群等部位。

（2）髌骨周边按摩：用拇指上下、左右反复推动髌骨，力量由轻逐渐加重，再用手掌反复按揉 3 次。

4. 有氧运动

如散步、慢跑、打太极拳。

九、膝骨关节炎老年人要学会下肢协调性训练方法

1. 踝泵练习

身体取仰卧位，双脚腕自然放松，双脚尖用力向下踩，踩到最大限度时维持 2 秒；然后再用力将脚尖勾回，勾到最大限度时维持 2 秒。每轮 5 组，每组 5 次。

2. 股四头肌力量练习

身体取仰卧位，双腿自然伸直，做双大腿前侧肌肉收缩 5 秒钟、再放松 2 秒钟的活动。重复以上动作，每轮 5 组，每组 5 次。

3. 直抬腿练习

身体取仰卧位，双腿自然伸直。将一条腿完全伸直并逐渐抬高与床面成 15°，然后维持在这一姿势不动，坚持 10 秒，再换另一条腿。每轮 2 组，每组 5 次。

扫描二维码
免费获取动
作视频

十、增加膝骨关节炎老年人踝关节力量的训练方法

患有膝骨关节炎的老年人可采取卧位或坐位，以脚腕为轴做缓慢（每个动作持续3～5秒）踩脚尖、外／内转脚尖、勾脚尖的旋转活动；也可用橡皮筋或弹力带勾在脚掌的部位，脚尖带动脚腕缓慢（每个动作持续3～5秒）朝四个方向——前、左、右、后去拉紧，以锻炼小腿的肌肉。活动幅度由小到大，强度由弱渐强，循序渐进。此训练能缓解膝关节周围肌肉紧张、松解关节囊粘连及挛缩，调节动静力系统的平衡，牵伸关节周围肌肉及肌腱，增加踝关节的血液循环、增强踝部的肌力和活动范围。

1. 坐位伸膝

坐在椅子上，膝关节成90°左右，将双足平放在地上，然后逐渐将左（右）膝伸直，并保持直腿姿势5～10秒钟，再慢慢放

下。双腿交替进行，重复练习 10 ~ 20 次。

2. 俯卧屈膝

取俯卧位，双手在头前交叉，将头部放在手臂上，然后将左（右）膝关节逐渐屈曲，足跟尽量靠近臀部，并保持屈膝姿势 5 ~ 10 秒钟，再慢慢放下。两腿交替进行。重复练习 10 ~ 20 次。

3. 股四头肌锻炼

取俯卧位，将一侧腿屈膝靠向臀部，双手反向握住踝部（或用毛巾环绕踝部），逐渐将下肢向臀部牵拉，并保持这一姿势 5 ~ 10 秒钟，然后放下，双腿交替进行。重复练习 10 ~ 20 次。

4. 仰卧屈膝

取仰卧位，将一侧膝关节屈曲尽量贴向胸部，用双手将大腿固定 5 ~ 10 秒钟，然后逐渐伸直膝关节，两腿交替进行。重复练习 10 ~ 20 次。

5. 推擦大腿

坐在椅上，双膝屈曲，用两手的掌指面分别附着左（右）腿两旁，然后稍加用力，沿着大腿两侧向膝关节处推擦 10 ~ 20 次，双腿交替进行。

6. 指推小腿

坐在椅上，双膝屈曲，双腿微分，两手的虎口分别放在两膝的内外侧，然后拇指与其余四指对合用力，沿小腿内、外侧做直线的指推动作尽量至足踝。反复指推 10 ~ 20 次。

7. 拳拍膝四周

坐在椅子上，双腿屈曲，双足平放在地板上，并尽量放松双腿，双手半握拳，用左右拳在膝四周轻轻拍打 50 次左右。

8. 按揉髌骨

坐在椅子上，双膝屈曲约 90°，双足平放在地板上，将双手掌心分别放在膝关节髌骨上，五指微张开，紧贴于髌骨四周，然后稍用力均匀和缓有节奏地按揉髌骨 20 ~ 40 次。

扫描二维码
免费获取动
作视频

这套膝关节保健操，难度不大，耗时不长，每天可以在空闲时，如看电视、读书、喝茶等碎片时间里练习。在乘坐公交车、开会、电影院等场所均可锻炼，动作可先可后、时间可长可短，时间长了，作用会更加明显。

十一、增强膝关节稳定性的锻炼方法

关节的稳定性是指在适当的运动范围内控制关节运动的能力。

关节的稳定性强可保护关节，减少关节损伤。膝关节的稳定性可通过增强膝关节周围的肌肉力量来加强。股四头肌是维持膝关节稳定性的主要力量，增强股四头肌力量的方法如下。

1. 平卧位

可做直腿抬高练习。

（1）方法：仰卧平躺在床上，一侧腿伸直，勾起脚尖，随后缓慢抬腿，大约抬到腿与床面呈 30°，数 10 个数（坚持 10～15 秒），随后腿缓慢落到床面，休息 5 秒，再换另一侧腿，依次反复练习，重复 10 次。

（2）频次：每天早、中、晚各练习 3～5 组，可逐步增加到每天 20～30 组。

（3）当感觉比较轻松后，可在脚腕处加 0.5～2 千克的沙袋或盐袋。

2. 坐位

端坐在稳定有靠背的椅子上，一侧腿完全伸直，勾起脚尖，随后缓慢抬腿，大约抬到腿与地面呈 30°，数 10 个数（坚持 10～15 秒），随后腿缓慢落到地面，休息 5 秒，再换另一侧腿，依次反复练习，重复 10 次。

3. 静蹲

两脚与肩同宽，屈膝 30°、60°、90°，逐渐增加，身体轻靠墙，每次坚持 2~5 分钟。

注意：髌骨软化症老年人慎用，需调整至不引起疼痛的屈膝角度！

4. 站立位

身体靠墙，完全站直，膝盖用力伸直，尽可能向后贴于墙面，方法及频次同平卧位。

扫描二维码免费获取动作视频

十二、日常生活中哪些动作容易损伤膝关节，如何减少损伤

俗话说"人老膝先衰"，伴随着人的衰老，膝关节就会发生一定变化。那么，在日常生活中，哪些动作容易损伤我们的膝关节呢？

1. 久蹲

在做蹲、跪这两个动作时，膝盖的负重是体重的 8 倍。

建议：蹲的时间不要超过 10 分钟，起身的时候不能太快，尽可能先让脊椎保持垂直状态，然后用腿部肌肉支撑身体，再慢慢起来。

2. 久坐

有相关研究数据表明，久坐不运动的人，关节炎发病率为 10.2%。

建议：每隔 30 分钟，可以适当起来活动一下，有效促进下肢血液循环。

3. 过量运动

跑步时膝盖承受的力非常大，甚至会产生 7 倍于平时走路的压力，尤其是长时间不运动的人，突然进行过量的剧烈运动，更易让膝关节受伤。

建议：普通人群建议跑步时长 30～40 分

钟（也可根据自身情况增减），每周锻炼天数不超过 4 天，尽可能循序渐进地增加运动量。

4. 穿高跟鞋

穿着高跟鞋站立、走动时，因受力不均极易扭伤；有研究显示，穿高跟鞋下楼梯，承重为体重的 7～9 倍，且易患上骨关节炎。

建议：高跟鞋最好不要超过 3 厘米，平时可以和平底鞋适当换着穿，尽量让膝盖歇一会儿。

5. 爬山、爬楼

在上下坡、上下楼梯的时候，膝关节负重是身体的 3～4 倍，对膝关节的磨损非常严重。

建议：走楼梯或爬山时，一定要扶着栏杆、墙或其他支撑物，尽可能不要跨步上楼梯，尤其是 50 岁以上人群，爬山、爬楼更应谨慎。

6. 体重超重

体重越重的人，膝盖需要承受的重量越

多，软骨在摩擦、修复、生产中（摩擦 - 修复 - 生产是一个完整的过程）易出现退行性病变、损伤。

举个例子，一位体重 70 千克的人爬楼梯时，每上一个台阶，膝盖约承受 210 千克的重量（70×3 倍），因此，不建议通过爬楼梯锻炼身体。而当下楼梯时，每下一个台阶，膝盖约要承受 280 千克之重（70×4 倍），这也是"上山容易下山难"的科学道理。

建议：身体质量指数（BMI）= 体重（kg）/ 身高（m）^{2}，BMI 低于 18.5kg/m^2 说明过轻，高于 24kg/m^2 属于过重。如果体重超标，应该尽快减轻体重，以减轻膝关节的负重。

十三、非负重条件下肌肉锻炼保护膝关节

膝关节是人体的承重关节，在非负重条件下锻炼肌肉力量可最大限度保护膝关节，

非负重条件下锻炼肌肉的方法有仰卧位踝泵运动、坐位伸膝运动、游泳。

1. 仰卧位踝泵运动

踝关节背伸活动：收缩小腿后方肌肉，使足尖尽量勾起，维持 5 秒，然后放松。

踝关节跖屈活动：收缩小腿后方肌肉，使足尖尽量下压，维持 5 秒，然后放松。

2. 坐位伸膝运动

坐在椅子上，将双足平放在地上，逐步将左（右）膝伸直，并保持直腿姿势 5 ~ 10 秒钟，再缓慢放下。双腿交替进行，重复练习 10 ~ 20 次。

扫描二维码
免费获取动
作视频

3. 游泳

游泳时人在水里面有浮力的作用，膝关节不负重。游泳不仅无负重还可以增强下肢的肌肉力量，对膝关节疾病有积极的预防作用；对已经产生的膝关节疾病，也有积极的延缓和治疗作用。

十四、髋关节不好蹲马桶如何保护关节

髋关节不适是跌倒的高危因素。平时尽量选择坐高位、直靠背、带扶手的座椅，座椅避免过低，坐垫避免过厚、过软。手从侧后方抓住座椅扶手，给予支持，慢慢降低身体，保持不适侧肢体尽量往前伸直在身体前方位置，先弯曲健侧腿向后滑动身体坐下，此方法同样用于上卫生间。若双侧髋关节均疼痛不适，尽早去专科评估，日常坐下或如厕时也可在手扶扶手的前提下，先屈膝再屈髋，减少髋关节压力。

十五、老年人怎么预防股骨头坏死，避免跌倒事件发生

1. 加强自我保护意识，避免髋关节出

现磕碰甚至外伤。有跌倒风险的老年人建议使用髋关节保护短裤。

2. 日常生活中注意多食用含钙丰富的食物，如虾皮、豆腐、新鲜蔬菜水果等。

3. 适当运动，可以在小区内做太极拳、慢走等有氧运动，运动时注意自我安全，活动不便的老年人最好有家人陪伴，防止跌倒导致的严重后果。

4. 多晒太阳，在天气好的时候，每日上下午可在安全的户外晒半小时到一小时太阳。

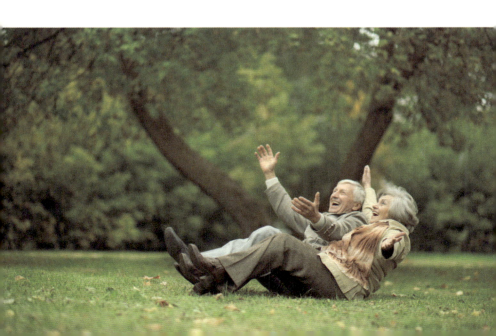

十六、错误的 4 个习惯加重膝关节疼痛

很多老年人认为膝关节疼痛是膝关节老化的原因，疼痛在所难免。其实有些膝关节疼痛是可以减少或避免的！正常人在上下楼梯或台阶时，膝关节承受的压力是体重的好几倍，如果动作不正确，则会让膝盖额外承受更多的压力，加重膝关节的损伤。上下楼梯或台阶时，纠正 4 个比较常见的错误习惯，有助于减轻疼痛。

1. 膝盖超过脚尖，上台阶时用半只脚踩台阶

正确的方法是上台阶时尽量用脚尖顶住台阶，这样就能最大限度让膝关节往回缩，一般就不会超过脚尖。

2. 膝盖内扣

很多人上楼梯或台阶时会不自觉地有膝关节内扣的倾向。正确方法是膝盖朝正前

方，小腿与地面垂直。

3. 挺直身体上台阶

这时身体的重量几乎全部压在膝盖上。正确的方法是身体微微向前倾，让臀部分担压力。教给大家一个小窍门，背着手上台阶，身体自然就向前倾，让臀部的肌肉发力，膝盖就减轻了压力，髋关节和膝关节互相配合，能够相互起到保护作用。

4. 下台阶全脚落地

当全脚或脚后跟落地，会给后面的支撑腿造成很大的压力，对膝关节是不好的。正确的方法是下台阶时脚尖绷直，前脚掌先落地，小腿分担压力。这样能够减少后腿用力时间，同时让身体的重量通过小腿的肌肉化解。

扫描二维码
免费获取动
作视频

十七、得了颈椎病，如何预防跌倒发生

颈椎病的发生与颈椎老化、劳损以及不正确的睡眠姿势有关。颈椎病的危害非常多，可导致失眠、眩晕、耳鸣、耳聋、视力下降等，而这些都是跌倒的高危因素，当颈椎压迫刺激椎动脉时，会使基底动脉供血不足，从而使人发生眩晕，严重时会导致老年人跌倒，危及生命安全！那么，老年人应该怎样保护自己的颈椎呢？

1. 活动四肢和颈椎

闲暇时可以做一些动作幅度不是很大的四肢操和颈椎操，既能锻炼身体，又可增强肌肉韧性，防止劳损。

2. 保护头颈

不要偏头耸肩，不要长时间保持一个姿势看电视等。不选择过硬或者过软的枕头。

3. 颈椎保暖

使用风扇和空调时不要让风口对着身体直吹，同时要做好肩颈保暖。

注意：不单单是颈椎，肩部也应该避风。

患有颈椎病的老年人在活动时注意活动幅度不要过大，扭头、转身体时注意不要过急过快，避免眩晕导致的跌倒事件。

十八、久坐不动容易骨钙流失吗

骨质疏松症的发生与年龄的增长有一定的关系，同时与不良的生活习惯也有密切的关系，如缺乏运动等。骨质疏松症虽然是相对比较轻微的一种骨科疾病，但如果得不到及时的治疗，则有可能会导致老年人跌倒后骨折的风险剧增！

很多老年人平时缺乏运动，经常久坐，而且很少晒太阳，缺乏维生素 D，身体里的钙就会慢慢流失。

十九、老年人如何运动预防骨质疏松症

其实，大部分老年人患骨质疏松症的原因在于不运动、长期久坐，当人体的骨骼得不到锻炼和刺激，长期下来自然会造成骨质疏松症。

因此，老年人要想预防骨质疏松症，首先就要让身体动起来，刚开始可以尝试一些简单的抗阻力训练。例如，下肢的侧抬腿和高抬腿，可以用弹力带进行上下肢的抗阻力训练，训练的频率和时间根据个人承受的程度，循序渐进，不可急于求成。另外，可以尝试大步走、游泳等有氧训练。在身体允许的情况下每周最好坚持3～5次，每次锻炼30分钟。建议老年人每年都检查一下骨密度，这样可以更有效地预防骨质疏松症。

二十、不能忽略的骨质疏松症防治误区

骨质疏松症最严重的后果是跌倒所造成的骨折，轻者生活质量下降，给家属带来负担，严重者生活不能自理甚至在半年内死亡。防治骨质疏松症存在以下的误区。

误区一：喝骨头汤能防止骨质疏松症

实验证明，一碗牛奶中的钙含量，远远高于一碗骨头汤的钙含量，且骨头汤里溶解了大量骨内的脂肪，经常食用还可能引起其他健康问题，如高血脂、动脉粥样硬化等。所以，不提倡老年人为了补钙而喝骨头汤！

误区二：治疗骨质疏松症等于补钙

骨质疏松症是骨代谢的异常造成的，单纯的补钙不能治疗骨质疏松症，需要综合治疗，有骨质疏松症的老年人应到正规医院进行诊断和治疗，提高骨量、增强骨强度和预防骨折。

误区三：骨质疏松症是老年人特有的现象，与年轻人无关

骨质疏松症并非老年人的"专利"，如果忽视运动，有挑食、节食、饮食结构不均衡等生活习惯，会导致饮食中钙的摄入少，体瘦，这样达不到理想的骨骼峰值量和质量，就会使年轻人患上骨质疏松症。因此，骨质疏松症的预防要及早开始，在年轻时期就获得理想的骨峰值。

误区四：老年人治疗骨质疏松症为时已晚

很多老年人认为骨质疏松症无法逆转，到老年期治疗已没有效果，最终放弃治疗，这样的想法和做法都是错误的，也是十分可惜的。从治疗的角度而言，干预越早，效果越好，但到了老年阶段，也不是治疗无效。正规诊治、正规用药、正规运动锻炼，对改善骨质疏松症有积极意义。

误区五：靠自我感觉发现骨质疏松症

骨质疏松症的临床症状，发病初期自我感觉不是很明显，所以不能靠自我感觉筛查骨质疏松症，一般出现临床症状时骨质疏松症已经到了比较严重的阶段了，所以，不要等到腰背痛或骨折时再去诊治。

老年人或者高危人群应当定期去综合医院的骨科就诊，做骨密度检查，有助于了解骨密度变化，如果患有骨质疏松症应及时治疗，防止发生跌倒、骨折等严重后果。

误区六：骨质疏松症是小病，治疗无须小题大做

骨质疏松症平时只是腰酸腿痛，一般不影响生活质量，一旦发生脆性骨折，尤其老年人的髋部骨折，会导致长期卧床、生活不能自理甚至死亡。

误区七：骨质疏松症的治疗自己吃药就可以了，无须看专科医生

对于已经确诊骨质疏松症的人群，应当及早到正规医院，接受专科医生的综合治疗和训练。

第二课　血压异常

85 岁的王老先生最近每日清晨吃完早饭后就出现头晕，有时候甚至会昏过去，家人怎么叫都叫不醒，过 1 个多小时就会自己清醒，测量血压发现餐后血压跟餐前比收缩压明显下降，这是怎么回事呢？经去医院检查发现，这竟然是餐后低血压。

一、为什么早餐后容易出现餐后低血压

　　一方面是由于老年人体内的血压调节机制退化引起的，尤其是患有颈动脉窦粥样硬化的老年人，对身体出现餐后血压下降，不能作出应激性的调整，引起血压下降。另一方面是与早餐喝粥以及进食高糖、高碳水化合物有关。因为人在进食以后，血液会集中在胃肠道帮助消化，全身的血容量就会减少，容易出现血压下降，导致跌倒。

二、为什么餐后低血压容易出现跌倒

　　当发生低血压时，老年人可出现心脑缺血症状，如头昏、晕厥、黑矇（眼前发黑）、腿软等，可因脑供血不足，甚至晕厥而跌倒。

三、血压在什么情况下就需要特别注意

一是餐后两小时内高压值与餐前高压值差大于 20 毫米汞柱；二是餐前高压大于 100 毫米汞柱，而餐后小于 90 毫米汞柱；三是餐后血压下降没有达到上述标准，但出现了餐后心脑缺血症状，比如头沉重、犯困、喜欢睡回笼觉，这些都是脑缺血、缺氧的症状表现，需要特别注意了。

四、老年人如何避免餐后低血压的发生呢

发生过餐后低血压的老年人，可根据情况选择以下几种方法预防。

1. 餐前饮水

餐前 30 分钟饮水 350～500 毫升，可减少餐后血压下降发生的概率。

2. 低糖饮食

五谷杂粮、豆制品和部分青菜都属于低糖食物。喜欢喝粥的老年人，可选择豆浆、牛奶或五谷杂粮粥。

3. 饮食少量多餐

在一天的饮食总量不变的情况下，吃 6 餐饭比吃 3 餐饭的低血压发生率低，症状也轻。

4. 餐后宜坐卧

餐后 1 小时内尽量少活动。

5. 服降压药时间宜在两餐之间

如早晨是 7 点，午餐是 12 点，两餐之间服药时间大概在 10 点就比较合适。

五、直立性低血压发生跌倒的原因及特点

日常生活中腹泻、大量出汗、长时间禁食、长时间卧床等情况，均可能导致老年人

在改变体位时诱发直立性低血压；直立性低血压还可能与药物刺激有关，如长期服用血管扩张剂、利尿剂、降压药等，都有可能诱发；机体代谢紊乱可能会导致体内血容量不足，从而出现直立性低血压；某些疾病也会诱发直立性低血压。

直立性低血压的特点主要是指蹲立或坐立时，眼睛发黑、思维模糊、头晕、冷汗、惊恐。以上所有症状都会导致老年人跌倒。如果老年人体位改变时头晕，头脑有点儿模糊，就要测量卧位和坐位的血压。

六、如何应对夜间发生的直立性低血压

直立性低血压主要是因为随着年龄增大，老年人的血管收缩和舒张调节功能逐渐变得差，要尽量避免诱因，减少直立性低血压的发生，主要有以下几种解决方法。

1. 减慢体位变换

体位变换时要稍慢，不要突然地坐起或站立，应动作缓慢，给机体一定的缓冲时间。

2. 适当运动

平常可以做适当的运动和锻炼，提高心脏和血管的收缩、舒张和调节能力。

3. 检查

要检测有无器质性心脏病，如心脏结构和功能的异常。

4. 换用药物

患高血压的老年人如果服用某种降压药物，如 α 受体阻滞剂（如哌唑嗪类药物），可能会诱发直立性低血压，可以考虑换用其他类的药物，注意要遵医嘱用药。

七、高血压发生跌倒的原因及特点

当老年人的血压升高导致脑血流量增加

时，可以出现明显的头晕、头痛等不适，在头晕时有可能发生跌倒。同时，在高血压老年人服用降压药物治疗的过程中，还容易发生一过性低血压，尤其是与体位相关。因此，当高血压老年人发生跌倒时，一定要马上测量血压，了解血压情况，为精准预防提供帮助。

八、高血压老年人头晕站不住应对跌倒的方式

患有高血压的老年人，常常会有头晕的感觉，是跌倒的高危因素。一旦出现因头晕、眼睛发黑引起的直立性低血压时，一定要找一个安全的位置先坐下，或躺下。这样，全身的血液就可以保持在水平状态，不会有太大的压差，可减轻血供不足引起的缺血、缺氧状态，减轻眩晕等症状，在如厕、外出就医时要有人陪伴。

九、高血压老年人跌倒后处理原则

患有高血压的老年人是跌倒的高危人群，在跌倒之后该如何处理呢？一是，尽量让老年人平躺一会儿，不要急于改变体位，因为如果出现脑出血的情况，是非常危险的。在这个时候，我们可以让老年人在舌下含服一片硝酸甘油，稍作休息，并同时拨打120急救电话送医院治疗。二是，如果出现跌倒的情况，建议老年人就医或住院观察治

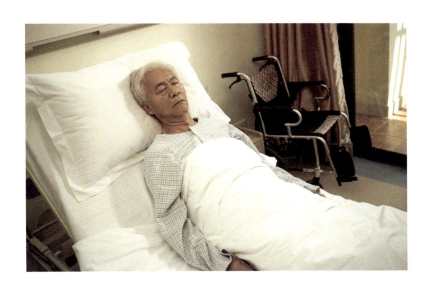

疗一段时间，看一看病情的发展情况，看有没有出现其他的疾病症状。三是，提醒老年人一定要保持日常稳定的情绪，大喜、大悲以及愤怒都可诱发血压大幅度的波动。

所以，已患上高血压的人，要学会自制，保持情绪稳定。

十、服降压药注意这三点，规避跌倒风险

患有高血压的老年人需正规用药，才能维持血压相对平稳，减少对心脏、大脑、肝脏、肾脏等主要脏器的伤害。服用降压药，应注意选择适合自己的药物，而不是越贵越好，也不能听信江湖医生或者病友的所谓"偏方""秘方"，因为血压不平稳，忽高忽低，会出现头晕目眩等症状，导致跌倒事件发生。

避免跌倒意外应该注意以下三点。

1. 当心清晨高血压

大部分人在夜间睡眠时血压降低，清晨醒前血压又会快速升高。早上 6 ~ 10 点，血压会在短时间内迅速上升，大多数人会达到一天内的最高水平，有时能比夜间高 40 ~ 50 毫米汞柱，这时老年人因高血压导致跌倒的风险大幅增加。因此，降压药应在晨起时即刻服用，并注意观察症状，不要立即出门或进行剧烈运动。

2. 警惕停药综合征

有些人发现症状好转，就擅自停药，造成血压再次上升，可能伴随心悸、出汗、头痛、失眠、眩晕等症状，此时跌倒风险最大，需要特别注意。再者，各种降压药停用后的不良反应不同，但都会影响治疗效果，甚至带来威胁生命的风险。

建议不要擅自停药，如果感觉症状明显减轻，可咨询医生后减量或调整用药方案。

3. 防止低血压

降压药的服用时间、剂量、方法不当等，会使血压发生骤降，出现脉搏增快、面色苍白、头晕甚至短暂的意识丧失等症状，应马上采取卧位或者坐位，在家人的陪伴下及时就诊，以免发生跌倒等意外。

所以，服降压药时，不应随意加大或者减少剂量，甚至停药、服药后不建议突然变换姿势，以免发生直立性低血压，发生跌倒、意外事件等严重后果。

第三课　糖尿病

一、为什么患有糖尿病的老年人易跌倒

糖尿病是终身性疾病，易继发全身多脏器的损害，致残率、致死率高，严重威胁老

年人的身心健康和生活质量。糖尿病慢性并发症：视网膜病变占 36%；脑血管病变占 36%，易发生脑卒中；糖尿病肾病占 52%；冠心病、心肌梗死、心绞痛占 65%，合并高血压者占 80%；糖尿病足，出现溃烂、坏疽、坏死，其中 48% 要截肢；神经病变占 88%。由于糖尿病合并的慢性并发症可造成视力、心脑血管、下肢功能的减退，都可引发跌倒的危险。当出现低血糖时，尤其老年糖尿病病人更容易发生跌倒，危害性极大。

二、三个信号提示血糖失控

患糖尿病的老年人出现以下三个信号，便是提醒血糖可能失控，要警惕并发症的发生！

1. 感觉饥饿

睡前突然产生强烈的饥饿感同时伴有头晕、心慌、手抖、出汗的情况要警惕低血糖

的发生。要及时测量血糖，血糖低于
3.9mmol/L，要及时进食，补充糖分。

2. 皮肤瘙痒

糖尿病患者出现皮肤瘙痒可能是因为血
糖失控，当血糖升高时，皮肤黏膜的糖分会
增多，皮肤会变得比较干燥，易出现瘙痒。

3. 感觉口渴

白天喝水量正常且充足，到了晚上还是
觉得口渴，即便是喝完水之后还是觉得口干
舌燥，多半是因为血糖有问题。出现上述情
况，除了监测血糖之外，更重要的是将血糖
控制在正常范围。

三、糖尿病并发白内障易发生跌倒

白内障是眼球里的晶状体发生了混浊导
致的。晶状体如同照相机的镜头，可帮助人
眼调整焦点。如果晶状体出现了混浊，就会
阻挡光线进入眼内，引起视物模糊、视力下

降，导致老年人跌倒的风险增加。血糖升高会导致进入晶状体内的葡萄糖增多，使晶状体吸水肿胀而混浊，是跌倒的高危因素。

糖尿病引起的白内障病情相对严重，一旦出现白内障要到正规医院的眼科做全面的眼部检查，明确白内障程度和糖尿病眼底情况，及时治疗，减少并发症的发生，减少跌倒事件。

四、为什么说预防糖尿病足，可以降低跌倒风险

糖尿病足在医学上的定义：糖尿病老年人由于合并神经病变及不同程度的血管病变，而导致下肢感染、溃疡形成和／或深部组织的破坏。

临床表现：皮肤瘙痒、肢端发凉、肢端麻木、刺痛、感觉减退或丧失，脚踩棉花感，有间歇性跛行，静息痛，下肢溃疡形

成、溃疡感染、骨骼关节变形，严重者导致坏疽等。由于糖尿病足出现脚的末梢麻木感，脚踩棉花感，有间歇性跛行，影响身体的平衡功能，极易造成跌倒。

因此，预防糖尿病足是糖尿病老年人防范跌倒的重要措施。糖尿病足是糖尿病慢性并发症中相对容易识别、预防比较有效的并发症。糖尿病足强调"预防重于治疗"，90% 的糖尿病足是可以预防的。

五、如何早期发现糖尿病足

出现以下四大信号，说明有发生糖尿病足的风险。

1. 脚感觉迟钝、脚踩棉花感

下肢神经的病变会使老年人的下肢皮肤出现皮肤瘙痒、干而无汗，并且肢端会伴有刺痛、灼痛、麻木，甚至感觉减退或丧失，其特点是呈袜套样改变，或者有脚踩棉花

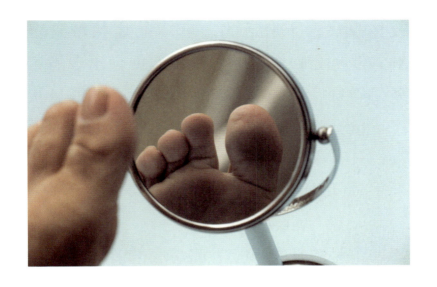

感，甚至会出现脚畸形。

2. 下肢皮肤干燥、色素沉着、肌肉萎缩

由于营养不良，肌肉出现萎缩，皮肤变得干燥、弹性差，皮肤温度也会降低，并且出现色素沉着；足背动脉搏动减弱或消失。

3. 走路不稳、间歇性跛行及静息痛

早期的表现是间断出现下肢不能够负重行走或者行走困难，在行走一段距离后下肢开始出现乏力、麻木等。其特点是停止行走

或休息后，下肢乏力、麻木的症状得到缓解。但是当缺血进一步加重，便会出现静息痛。静息痛就是在不行走、不运动的静息状态下也会疼痛，主要出现在脚趾或者脚的远端，具有夜间加重、卧位时加剧、保持下肢下垂时可以缓解的特点。

4. 肢端出现溃疡、坏疽

溃疡的好发部位为前足底部。老年人走路时脚部力量不够，无法感觉地面情况，极易导致跌倒。

六、小心呵护您的脚，可减少跌倒

糖尿病足早期症状轻微或不典型，老年人往往难以察觉，也不会加以重视，但早期却是糖尿病足治疗的好时机。因此，在这个阶段需要仔细观察脚的变化。早发现、早干预、早治疗。

1. 保持足部卫生

每天用温水洗脚，掌握好水温，一般可以用水温计测量，温度≤37℃，泡脚时间≤5分钟，洗脚后用白色棉质毛巾擦干，尤其是趾间部位。

2. 每天检查双脚

看有无水肿、破损，注意皮肤的颜色，触摸脚部皮肤温度，有无异常。若有鸡眼、嵌甲、老茧、水疱或皲裂，建议尽早治疗。即使有轻微的抓伤、擦伤，也要格外小心，因为如果不及时处理，就会导致更大的皮肤伤害。

3. 注意足部保健

选择合适的鞋袜。选择白色棉线袜，袜口不能过紧；选择系带的圆头布鞋、旅游鞋、软皮皮鞋，不能赤脚在室外，不能穿拖鞋，凉鞋的暴露部位不能太多，穿鞋前应检查鞋内是否有异物。

4. 定期检查

每年到医院进行双脚及下肢的检查，了解双脚的状态如是否出现神经、血管的病变。这些对预防和诊断糖尿病足非常重要。

5. 严格遵医嘱

在医护人员的指导下严格控制血糖，保持血糖相对平稳，积极预防糖尿病足的发生发展，糖尿病足 90% 以上的截肢是可以预防的。

七、糖尿病合并下肢血管病变很容易发生跌倒

下肢血管病变也是糖尿病的并发症之一，如何识别呢?

早期常表现为下肢乏力、腿部发凉、麻木，下蹲起立困难，由于这些早期症状并不典型，会误认为生理性衰老的自然现象，或是缺钙，或是腰椎病。不及时就诊，延误治

疗，病变继续发展会出现间歇性下腿肌肉疼痛，停歇片刻好转，更严重的是，不走路的时候腿也会痛，叫作"静息痛"，且出现疼痛的频率会越来越高。如果出现间歇性跛行症状仍没有诊治，不运动也会有下肢疼痛症状，意味着下肢血管缺血逐渐加重。走路时跌倒风险增加，此时老年人一般会减慢步行速度、减少走路时间，活动范围减小，生活自理能力下降。若是对这些症状不加以重视，严重时会导致肢体缺血坏死，甚至截肢，危及生命！

八、糖尿病并发神经病变要警惕跌倒

糖尿病老年人合并神经病变时的表现：头痛、乏力、体力和脑力易疲劳、视物模糊，甚至可出现无痛性心绞痛、心肌梗死等，使心血管反射异常，易发生直立性低血压，导致大脑暂时供血不足。因此，老年人从卧位变站立位时极易发生跌倒，特别是使用降压药的老年人更易发生。

九、如何预防糖尿病神经病变

要控制好血糖、纠正血脂异常、控制高血压。改变不良的生活习惯，如戒烟、戒酒、适当营养、避免毒性物质。所有糖尿病老年人每年都应进行糖尿病周围神经病变的检查，如针刺觉、温度觉、振动觉以及10克尼龙丝检查，了解病变的进展。病程较长或合并眼底病变、肾脏病变时，应3~6个月进行复查。已经患周围神经病变者，一定要做好足部的护理。

十、糖尿病相关并发症心血管疾病可直接导致跌倒

糖尿病合并心血管疾病常见的症状：心慌、胸闷、呼吸短促、眩晕、心绞痛等。

　　导致跌倒的原因：一是直立性低血压，一般在起床和下蹲时出现头晕、黑矇甚至晕厥，还有不稳定型心绞痛。二是会出现单眼或双眼短暂性发黑或视物模糊、复视，或伴有眩晕。三是活动受限或伴有肢体无力，说话口齿不清楚，突然跌倒，或伴有短时意识丧失。这些都是跌倒的危险因素。

十一、怎样预防糖尿病性心血管疾病

1. 改变不良生活方式

　　要优化饮食结构，多吃蔬菜，减少脂肪的摄入，限油及限盐，饮食清淡，粗细粮巧搭配，蔬菜餐餐有，少量多餐，适量饮水。戒烟、戒酒，超重或肥胖者减轻体重。加强体力活动，如快步行走等，每周 5～7 次，每次 30～60 分钟。

2. 血糖控制

　　糖尿病控制目标是个体化的，2 型糖尿

病老年人的理想控制目标为空腹血糖在 4.4～7.0mmol/L，非空腹血糖≤10.0mmol/L，糖化血红蛋白＜7%。

3. 血压、血脂达标

控制高血压，一般在 140/80 毫米汞柱以下，纠正血脂紊乱。

4. 定期监测

定期测量体重、腰围、血糖、血压、血脂，检测心电图等。

5. 保持情绪稳定

调整心态，保持乐观、豁达、开朗的情绪。烦躁易怒或悲观厌世可以导致血糖的升高，更容易诱发心脑血管事件。

第四课 老年衰弱

一、什么是衰弱？测一测您是否出现了衰弱

衰弱是指身体老化导致的身体易损性增加、抗打击能力减退的一种状态。

评测内容包括以下 5 项。

1. 不明原因体重下降。

2. 疲乏。

3. 握力下降。

4. 行走速度下降。

5. 躯体活动能力下降。

中标 1 ~ 2 项者判断为衰弱发生前期或潜伏期，中标 3 项及以上者可以诊断为衰弱。

二、衰弱给老年人带来哪些危害

据统计，我国 65 岁以上老年人衰弱的发生率是 35%，80 岁以上的高龄老年人比例更高，并普遍存在心脏、呼吸、认知、吞咽和心理功能衰退状况。而 92% 的老年人又存在共病，也就是处于多病并存的状态。

大家要知道，衰弱、共病和失能是相互交织、密切相伴、相互影响并常常导致结局恶化的三种状态。老年衰弱与老年人的非计划再住院率、抑郁状态、跌倒发生率、心血管事件意外、疾病伤残甚至死亡等不良健康结局密切相关。可以说，无论是衰弱、共病还是失能都可单独或共同影响老年人的身体健康和生活质量，也影响着家庭和社会的老年照护压力和经济负担。

因此，衰弱对老年人的健康危害非常大，我们必须高度重视并积极主动干预。

三、为什么衰弱的老年人容易发生跌倒

如上所述，随着年龄增长，老年人的平衡性、反应性和感知力不断减退，加之一些老年人长期使用降压、降糖、助眠等药物，容易发生低血压、低血糖、嗜睡等问题，是跌倒发生的重点人群。

在衰弱的老年人中，有 41% 的人表现为行走速度减慢和握力减弱，有 19% 的人表现为体力下降。步速减慢和握力减弱都是跌倒发生的高危因素，会影响老年人发生跌倒时自我保护动作的及时发出和保护的有效性。此外，衰弱与老年人的抑郁状态、心血管意外事件、失能伤残甚至死亡等不良健康结局密切相关。衰弱的老年人不但容易发生跌倒，而且跌倒的后果也更加严重。

四、发生了衰弱怎么办？能不能阻止或逆转它的发生

衰弱是以躯体衰弱为临床表现的医学综合征，发生在每个人身上的表现都不相同，比如有的人以抓握能力减退为主，有的人以精神疲乏为主，有的人以步速减慢为主。但是，我们要有一个共识，衰弱是可以逆转的，可以通过针对性的综合康复锻炼有效减缓甚至阻止它的发生。

衰弱的发生概率和衰弱的严重程度与我们生活质量的高低息息相关，重视衰弱的发生和预防，及时主动测评，积极康复锻炼，将使我们获得即使共病、高龄仍能完全自理的高质量生活。

五、衰弱康复的原则

老年衰弱康复的目的不是挽回失去的记忆、迈动瘫痪的肢体、重建障碍的吞咽，而

是最大限度保留老年人现存的功能，让疾病进程慢一些、生活质量高一些。因此，康复有五项原则，一是要结合个人的兴趣、现实环境、训练条件和康复目的，选择适宜的训练内容，比如打太极拳还是散步？做康复操还是吹呼吸器？二是要根据老年人的年龄、身体疾病状况和衰弱表现选择适合的训练强度、频率、方式和时间，比如一周训练几次？每次训练多长时间？三是要做好康复训练前的风险评估和保护措施，比如是坐着练还是站着练？穿什么衣裤？是否需要家人照护？四是对无法自主训练或有认知障碍的老年人，可以由照护者协助被动训练；五是训练目的要针对日常生活功能的维持和改善进行，比如高龄老年人容易呛咳，可着重吞咽功能训练，慢阻肺的老年人进行呼吸功能训练。

六、衰弱的老年人在实施康复训练时如何做好保护

衰弱、共病和失能三者之间关系密切且相互影响。因此，衰弱老年人在实施康复训练时必须做好安全防护，避免病情加重或发生意外导致失能。注意事项主要有四点。

1. 训练前做好生命体征的评估，训练中要监测心率、呼吸、血压的变化，确保身体无异常，及时发现危险因素。

2. 训练方法要有针对性，衰弱老年人的康复训练通常以阻抗运动和有氧耐力运动为主，以达到增加心肺功能和肌肉耐力的目的。

3. 做好训练场地的安全评估，高龄老年人可在室内锻炼，行动不便的老年人可坐在沙发或有扶手椅子上运动，最好有照护者照护，必要时需医护人员监护。

4. 针对个体选择科学有效的锻炼方

法，如综合性康复护理训练包含吞咽、呼吸、心脏、胃肠和认知训练，应根据老年人的衰弱程度、个人兴趣和疾病状况有所侧重，根据老年人训练中的表现和反应灵活调整训练时间，每日锻炼 1～2 次，每次以 20 分钟为宜。不可次数过多或时间过长，否则会导致心慌、气短、血压升高，引发心肺疾病发作。

七、如何对衰弱的老年人实施被动训练

部分衰弱老年人行动不便或有认知功能减退，还有部分超高龄老年人或中、重度衰弱老年人训练意愿低，不能自行、自主参加或完成训练，可以由照护者带动一起做或进行被动训练。增加运动中互动的乐趣，提高老年人参与训练的积极性和坚持意愿。

针对完全卧床无自主运动能力的老年

人，可以由照护者利用专业康复仪器进行关节功能和肌肉被动训练，如床上被动机械蹬车训练、电子振动排痰背心、手指带动伸缩训练器等进行下肢、胸肺和手指关节训练。利用吞咽神经电刺激仪训练吞咽功能，手法按摩和关节功能位活动，促进血液流动，避免肌肉萎缩。针对卧床四肢可活动或坐轮椅行动不便的老年人，照护者主要是协助老年人进行关节功能和肌肉训练，其目的主要是保持和提高自主配合活动能力。如协助老年人进行左右翻身、隔头摸耳、不同体位移动身体、四肢关节活动、肌肉力量训练等，通过被动训练，提高四肢关节的灵活性和灵敏度，减缓和阻止衰弱进展。

八、为什么衰弱的老年人在康复训练前要做腹式呼吸

衰弱老年人在康复训练前先做腹式呼吸

有三点好处。

首先，有利于精神放松，集中注意力，提高身体的稳定性和安全警觉意识，避免在训练中发生肌肉疲劳和损伤。

其次，腹式呼吸可以促进膈肌运动，减少胸腔的运动，增加我们身体的氧气供应，提高肺通气量，改善心肺功能，降低肺部感染的发生率，非常适合慢性支气管炎和肺气肿老年人。

最后，可以降低腹部压力，从而能够降低血压，保护心血管，改善胃肠功能，促进胆汁分泌。

动作要点：双手放于前胸和肚子，用鼻子慢慢吸气，肚子慢慢鼓起。嘴巴噘起慢慢呼气，肚子收回。

第五课 肌少症

一、带您认识肌少症

俗话说"千金难买老来瘦"，真的是这样吗？

很多人认为人到老了还是瘦一点好，因为肉一多，高血压、高血脂、脑卒中等疾病就都来了。但是，这种观念不全面，需要更新，老年人"肉"太少，问题也会很多。

肌少症，全称为肌肉衰减综合征，是一种疾病，与跌倒、骨折、身体残疾和死亡等不良后果发生的可能性升高有关。肌少症是老年人衰弱的重要发病机制，常导致步态异常、平衡障碍和失能。会带来活动能力的下降，肌肉少了，身体没劲儿，会出现站立困难、步伐缓慢等状况，还容易发生跌倒。

肌少症一旦合并骨质疏松症，情况会更

加糟糕。肌肉减少和退化，会加重骨质疏松症和关节炎等疾病的发展，跌倒后更容易发生骨折，恢复起来也特别困难。

肌肉衰减还会影响到血糖调控和血脂代谢能力等，是诱发糖尿病、高血压、高血脂等慢性疾病的重要原因。此外，生活能力下降甚至卧床不起也容易使老年人心理状态失衡，出现焦虑、抑郁、暴躁等情绪问题，让身体陷入全方位的恶性循环。

所以，老年人一定要警惕肌少症的发生！肌肉对维护健康非常重要，在中年时期，大家就应该开始在自身的健康银行里存储足够的肌肉，以便延缓老年期不可逆的肌肉流失，正所谓"存钱不如存肌肉"。

二、居家如何判断是否患有肌少症

判断是否患有肌少症，不是靠肉眼判断胖瘦，而是有一套系统的检查方法和专门的仪器，通过测量身体的成分、肌肉的维度、握力以及步速等指标，来综合判断肌肉量与肌肉质量。当然，也有简单的自测方法可以大致判断是否有肌少症。方法如下。

1. 看步速

按平日里行走速度行走 6 米，测量时间，如果步速小于每秒 1 米，就需要注意。

2. 看握力

使用电子握力器，测量优势手的握力，测量 3 次，取最高值，男性握力 ≤ 29 千克，女性握力 ≤ 17 千克，就需要注意。

3. 看姿势

坐在高约 43 厘米、无扶手的硬木椅子上，双脚着地，双手交叉于胸前，背部不要贴靠椅背，完成 5 次起立和坐下的动作，所需的总时间如果 ≥ 12 秒，也需要注意。

4. 看腿围

用双手的食指和拇指环成圈测量小腿最

粗的部位，如果小腿围刚好合适或者过小，就需要注意是否患有肌少症了。

三、如何减缓肌少症的发生

要想减缓肌少症的发生，保持身体的力量，有两件事非常重要。

1. 运动

有效运动能够刺激骨骼肌、神经内分泌和免疫系统，老年人保持规律运动，可以提高肌肉的力量和活动耐力。

要按照运动"三五七"原则进行有氧运动。"三"是指每次运动时间最好在 30 分钟以上。"五"是指每周至少坚持运动 5 天；"七"是到达到中等运动强度，即有氧运动时心率 + 年龄 =170 次左右，通常在运动时要出点汗、轻微喘息。走路、慢跑、骑车、游泳等都是有益于健康的有氧运动。

2. 加强营养

有效的营养支持，加上适度的锻炼，能够阻止和逆转衰弱的进程。此外，还要摄入优质蛋白质。大多数的老年人是以米、面为主，常吃汤面一类的食物，蛋白质摄入不足，也容易缺乏纤维素、维生素和矿物质。所以，良好的营养与适度的运动同样重要。

第六课　老年痴呆

认知障碍的老年人无法对危险做出准确的应对，将抽象思维化为具体行动的能力下降，影响正常步行及姿势控制，易诱发跌倒。

一、认识老年痴呆，预防跌倒

随着老龄化时代的到来，罹患老年痴呆的人数也随之增多。

老年痴呆的前期表现主要有以下几点。

1. 记忆障碍

脑类疾病会伴随着记忆力、理解力的下降，患有老年痴呆亦是如此。早期的记忆障碍，有时并不明显，日常生活中经常表现为丢三落四、说完就忘、反复提问。如果自行外出，会有走失或者有发生跌倒的风险。

2. 语言障碍

正常老年人有时也会出现沟通时无法将自己的意图表达清楚的情况，而老年痴呆者则更为严重，会经常性、持续性地出现找词困难，沟通时无法表达自己的意思，反复地用过多的解释去表达。

3. 空间辨识能力缺失

老年痴呆者会在自己非常熟悉的地方迷路，不知道自己在哪里，不知道如何回家，不知道沟坎、湿滑是跌倒的风险。如果单独活动，有跌倒、走失的危险。

4. 情感障碍

随着年龄的增长，正常老年人的脾气也会有一些变化，但痴呆老年人的心理和行为变化则更明显，情绪波动特别大，会持续以自我为中心，有时无缘无故地哭泣，或突然变得极度愤怒，甚至不可理喻，在沟通无效的情况下，做出极端的事情更加危险。

老年痴呆发生后，在关注不要走失的同时，也需要重点关注预防跌倒，防止跌倒带来的危害。

二、痴呆的老年人如何预防跌倒

1. 为了防止老年人跌倒，日常生活中要仔细观察识别老年人的情绪变化，当老年人情绪不安、激动、过度兴奋的时候，作为家人要利用语言去安慰和疏导，尽可能满足他们的要求。

2. 生活上要给予关心和帮助，让老年

人保持情绪稳定，在这一点上家人的陪伴是非常关键的，如果没有家人的陪伴，老年人非常容易出现跌倒的现象。希望家人能利用更多的时间来陪伴老年人，预防老年人跌倒的发生。

3. 在家中卫生间、客厅、卧室等老年人经常行走的部位要设立扶手，地面要有大且固定的防滑垫，室内没有障碍物，通道明亮。特别是对于行动不便、步态不稳的老年人要进行搀扶，防止老年人活动时发生跌倒。

三、如何安抚老年痴呆者的躁动

1. 首先应该了解、认识、理解老年人的这种症状。不要一味想着该怎样去控制精神躁动。

2. 多给老年人一些陪伴和关注，通过沟通舒缓老年人的情绪。

3. 多给老年人一些认知功能训练的指导，丰富业余生活，用专业的知识和方法稳定老年人的躁动情绪。

4. 切记，不要过多否定老年人的想法、做法，否则会适得其反，甚至加重病情。

第七课 药物致跌

一、为什么说药物引起的跌倒可调可控

引起老年人跌倒的因素较多，一般来说是多种因素交互的结果，其中药物因素的影响不容忽视。

老年人患有多系统慢性疾病，如心脑血管疾病、糖尿病、骨关节疾病，另有焦虑抑郁状态、睡眠障碍等，治疗上需要长期甚至终身服药。可能引起跌倒的药物主要包括作

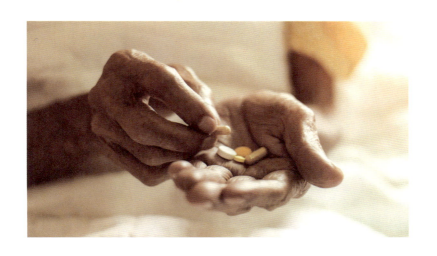

用于中枢神经系统药物，如抗精神类、抗焦虑抑郁类、抗癫痫类、镇静催眠药及止痛药，心血管类药物如降压、利尿、抗心律失常药以及降糖药等。此外，药物的种类、剂量，多种药联合使用可增加跌倒风险。这些药物主要导致意识、精神、视觉、步态、平衡等方面出现异常而引发跌倒。

为有效预防老年人跌倒的发生，须高度重视老年人用药管理，而引起跌倒的药物因素与其他原因比较，可通过减少种类、减小剂量降低药物不良反应。因此，我们说药物引起的跌倒是可调可控的。

二、老年人如何学会科学用药

老年人用药要根据疾病种类、身体状况和药物代谢特点选择最佳的药物及其制剂，动态调整给药方案，达到有效、安全、经济的目标。

1. 先明确用不用药

首先要确定，用药的受益大于风险，然后选择疗效确切而毒副作用小的药物，避免应用老年人不宜使用的药物。

2. 根据老年人疾病种类确定需要用几类药

通常采用一种疾病给一种、一天一次的长效制剂，且建议不超过 5 种用药。

3. 明确用多少量药

老年人药物代谢慢，体内存留时间延

长。应采取小剂量起始，循序渐进，达到治疗用药量，一般不超过成年人量的 3/4，原则上从 50 岁开始，每增加 1 岁，剂量应比成人量减少 1%，80 岁以上老年人用药剂量为成人量的 2/3。

4. 考虑什么时间用

疾病的发作、加重与缓解以及每种药物的治疗效果均具有昼夜节律变化的特点，应综合评估选择适当给药时间，即"择时原则"。

5. 明确采取什么途径给药

老年人应尽量采用口服的方式，经济便利，且控释制剂释放药物受胃肠动力和酸碱度的影响较小；另外，根据药物的性状、治疗需求，可选择吸入、含服等方式，如舌下含服硝酸甘油用于心绞痛发作的急救。

6. 知晓用药期间出现不适如何处理

对于服药的老年人出现新症状（如意

识、精神、视觉、步态、平衡等方面出现异常），应考虑是否与药品不良反应相关，分析停药受益明显多于用药时，应暂停用药。

总之，老年人用药应遵循控制种类、适宜途径、适当剂量、及时停药、方案个体化及提高依从性的原则。

三、安全用药管理防跌倒

为了避免和减少药物相关跌倒的发生，需加强老年人安全用药的教育和管理。

1. 了解是否服用与跌倒相关的药物

是否服用中枢神经系统药物（包括抗精神类、抗焦虑抑郁类、抗癫痫类药，镇静催眠药及止痛药）；是否服用心血管类药物（包括降压、利尿及抗心律失常药）以及降糖药等；使用药物种类是否≥4种。

2. 设置防跌倒标识

针对存在跌倒强相关因素的药物，可在

药盒上粘贴醒目标识。目前认为，与跌倒发生显著相关的药物包括抗精神病药物、抗抑郁药物、抗癫痫药物、苯二氮䓬类镇静催眠药物、利尿剂、地高辛、阿片类药物，以及使用超过4种药物的多重用药情况。

3. 调整跌倒相关药物

针对抗抑郁药、镇静催眠药优先考虑行为、心理等非药物治疗方法；确需使用时应从小剂量开始，缓慢加量到适宜维持量，并适时停药，避免长时间、大剂量联合用药；催眠药在睡前或上床后服用。

4. 相关不良反应的预防管理

加强健康宣教，注意药物不良反应的观察。当意识、精神、视觉、步态、平衡等方面出现异常时，应及时调整用药，并警惕跌倒的发生。

总之，要通过加强老年人用药的安全管理，有效预防跌倒发生。

四、如何预防镇静催眠药引起跌倒

许多老年人需要服用镇静催眠药辅助睡眠，而在与药物相关的跌倒事件中，这类药物的影响最为普遍和明显。服用后主要出现嗜睡、眩晕、精神错乱、认知受损、运动失调以及反应时间延缓等症状导致跌倒，因为主要发生在夜间，因此受到伤害更严重。如何预防镇静催眠药引起跌倒呢？

1. 选择入睡迅速、明显提高睡眠质量、维持足够睡眠时间且无成瘾性的药物。老年人应优先选择非苯二氮䓬类药物，如佐匹克隆、唑吡坦等，日间镇静和其他不良反应较少。苯二氮䓬类药物即安定类，目前应用仍比较普遍，需要注意的是开始服用此类药物后的两周内跌倒风险最高，应做好防护。

2. 遵医嘱服药，不要随意加减，以免影响效果和增加副作用。观察用药效果，及时就诊进行调整。

3. 建议上床后服药，特别是服用一些加快入睡的药物，如思诺思（酒石酸唑吡坦片）、速眠安（咪达唑仑）等。

4. 减少起夜，床旁备尿壶。起床时遵守起床"三步法"。

五、如何预防服用降压药引起的跌倒

1. 评估老年人用药后跌倒的风险，特别是最初用药和调整剂量后 15 天内，给予警示提醒。

2. 遵医嘱服药，不要随意加减，定期测量血压，观察用药效果。

3. 指导老年人尽量避免长时间站立，可通过双足背屈、蹲坐或弯腰增加站立位的下肢静脉回流；对于卧床老年人，应缓慢下床，站立前静坐几分钟，从而减少直立性低血压发生。

4. 提高老年人跌倒防控意识，观察用药后不良反应，出现眩晕、乏力等不适时，应减少活动，必要时卧床休息。

六、为什么多重用药易引起跌倒

使用 4 种或 4 种以上的药物定义为多重用药，老年人往往多病共存，联合用药比例高。俗话说"是药三分毒"，用药的种类越多越会增加药物相互作用的不良反应发生概率，这些不良反应可能会导致跌倒。

已有研究表明，跌倒风险随着使用药物数量的增加而增加，服用一种精神类药物的老年人跌倒风险是未服用组的 1.5 倍，而服用 2 种以上的跌倒风险是未服用组的 2.4 倍。

因此，多重用药已成为老年人跌倒的重要危险因素，倡导老年人合理安全用药，有效预防跌倒发生。

第八课　脑卒中

一、为什么脑卒中后更容易跌倒

1. 神经功能障碍

脑卒中后会出现肌肉无力或痉挛、感觉缺失、忽视、视野缺损、平衡功能障碍、注意力下降、视空间障碍等。

（1）前循环脑卒中：锥体束损害导致的肌肉无力（锥体束华勒氏变性，导致老年人出现感觉、语言、运动等方面的障碍）；前循环缺血性脑卒中患者可在机械取栓治疗中获益。

（2）后循环脑卒中：小脑或前庭功能不全，出现眩晕、位置感和协调性损害。急性后循环缺血性脑卒中约占缺血性脑卒中的20%，但其致残率、致死率远高于前循环缺血性脑卒中。

（3）肢体功能损害：下肢不稳定且上肢运动功能差。

（4）非优势半球脑卒中：肢体忽视、幻觉，缺乏对环境危险的警惕。优势大脑半球（左半球）与非优势大脑半球（右半球）具有功能不对称性，两侧大脑半球也存在相互制约关系。

（5）眼部和视觉问题：视神经麻痹、视野缺损、视力下降、上睑下垂、瞳孔障碍、眼肌麻痹、复视、追踪扫视障碍、皮质盲等，导致姿势稳定性变差。

（6）高级皮层功能损害：导致脑卒中后老年人执行运动任务过程中注意力下降、判断力受损、整合能力下降、姿势控制障碍。

①丘脑、基底节区卒中老年人的认知损害较全面，包括记忆功能、执行功能、注意功能、语言功能和空间功能都受到显著影

响。②左侧丘脑卒中老年人的认知损害相对最为严重。

2. 脑卒中后合并症

抑郁症状、跌倒恐惧、谨慎步态、直立性低血压、房颤、心肌梗死、肾功能不全。

3. 相关药物

（1）多种药物：服用4种或4种以上药物的人更容易跌倒，当每增加1种药物时，脑卒中后老年人复发性跌倒风险增加9%。

（2）抗胆碱能药：能阻断乙酰胆碱与脑毒蕈碱受体的结合，抗胆碱能活性增强使乙酰胆碱传递被抑制，致认知功能下降、步态和平衡功能受损。

（3）抗癫痫药、抗抑郁药：抑郁和癫痫都是脑卒中后常见并发症，疾病及药物治疗均会增加跌倒风险。

（4）高血压药：常见药物导致直立性低血压是危险因素，其中氨氯地平短期治疗

（1年）可能出现下肢水肿。

（5）抗心律失常药：与房颤的严重程度、药物本身的神经毒性有关。如胺碘酮的使用会增加老年人跌倒发生的风险。

（6）抗凝药：口服会引发颅内出血导致跌倒；血药浓度不足时可引起房颤老年人脑卒中复发，也会导致跌倒。

4. 其他因素

（1）年龄、性别：跌倒的风险随着年龄增长而增加，有报道认为男性比女性更易发生脑卒中后跌倒。

（2）跌倒的环境：如户外不平坦地面上跌倒，往往提示个体活跃但不虚弱。

（3）跌倒前特征性动作：肢体虚弱、平衡反应差。

（4）使用助行器：虽然是对脑卒中后姿势控制受损的有效干预措施，但也存在严重的姿势控制障碍，不合理使用辅助器具，反而会增加老年人的跌倒风险。

二、脑卒中合并哪些并发症与跌倒有关

1. 抑郁症状

脑卒中后抑郁症是脑血管意外后常见并发症，发病率为 20% ~ 79%，可能原因为脑卒中引起的脑损害导致递质释放抑制，阻塞去甲肾上腺素神经元通路，降低神经元细胞突触间隙的 5-羟色胺水平，进而出现抑郁、焦虑。

2. 跌倒恐惧

脑卒中后老年人由于疾病因素身体功能退化，肢体柔韧性减弱，关节活动灵活性降低，肌力下降，认知功能受损等更易发生跌倒，跌倒后易出现心理障碍，惧怕再次发生跌倒。据文献报道，脑卒中老年人住院期间跌倒恐惧的发生率为 54%；出院后脑卒中老

年人跌倒恐惧的发生率为 32%～66%。我国脑卒中老年人跌倒恐惧的发生率为 39.4%～48.0%。跌倒恐惧可降低脑卒中老年人活动的信心，导致日常活动受限，长此以往会引起活动力和身体灵活性减退，降低活动的自信心，产生焦虑及抑郁情绪。

3. 谨慎步态

脑卒中老年人平地行走的共同特性为行走速度慢，行走稳定性差，步态异常，社区跌倒老人的步长较短、步速较慢，而步长变化率增加。

4. 直立性低血压

直立性低血压在老年人中的患病率可高达 30%。血压降低轻者可有头晕、头痛、食欲缺乏、乏力、脸色苍白、消化不良、晕车船等症状；严重症状包括直立性眩晕、四肢冷、心悸、呼吸困难、共济失调、发音含糊、昏厥。

5. 糖尿病及合并并发症

糖尿病老年人血糖、血脂异常及高血压，长期的疾病对心、脑、肾、眼等全身器官均造成严重影响，故糖尿病老年人大血管、微血管病变及神经均发生病变。

6. 房颤、心肌梗死、肾功能不全

心血管疾病导致眩晕等，会导致突然跌倒，造成不良后果，甚至危及生命。

三、脑卒中后主要做哪些与跌倒相关的评估

步态和平衡评估在脑卒中后老年人跌倒风险评价中至关重要，在出现第一次跌倒事件后，应尽可能全面地完善跌倒风险评价，除了步态和平衡评估以外，还要包括家庭安全危害、药物评估、视觉评估、认知心理测试。

1. 基础评估

一般资料，卧、立位血压，跌倒风险的评估，跌倒功效量表。

（1）站立平衡功能评估：分别测并足、半足、全足、单脚站立，评估双腿及单腿的平衡能力。

（2）起立 - 行走计时测试：通过 3 米往返行走，观察老年人是否有关于脑卒中步态，如划圈行走、共济失调，是否摆臂，协调功能是否异常，行走速度的快慢、步伐的长短、步态是否对称。

（3）30 秒坐立测试：坐起、站立 5 次，查看老年人是否膝关节受损。

（4）下肢 Y 平衡测试：判断下肢非外力作用下的支撑力；通常下肢大于 5 厘米就判定为底盘不稳。

（5）动态平衡测试：在有保护设施情况下，客观化地评估步态和平衡力。

测评时选择两个或两个以上的工具联合预测能达到较好的准确度，不建议仅使用单个工具进行评判。

2. 家庭、环境安全危害

看家具、用物是否摆放合理，外出路面是否平整。

3. 药物评估

是否多种用药，是否服用糖尿病、高血压治疗药物等。

4. 视觉评估

视力是否正常。

5. 心理评估

是否有心理疾病，如抑郁等。

6. 病情的评估

如认知和视觉损害、尿失禁问题等。

7. 功能性步态评估

作为社区老年人的跌倒初筛工具。

8. 圣托马斯跌倒风险评估工具

一般由专业人员提供。

9. Ⅱ 跌倒风险模型

作为急性环境或住院病人的跌倒筛查工具。

四、脑卒中后预防跌倒综合干预的内容有哪些

1. 基本原则

基于病因、风险评估，进行综合干预、个体化治疗。

（1）二级预防是预防脑卒中肢体功能障碍加重，降低致残率、致死率的基础措施。

（2）规范抗血小板聚集和抗凝药物的使用，如血压、血糖、血脂的调控。

（3）改变生活方式，如戒烟、限酒、合理饮食、适量运动等。

（4）合理药物使用、运动训练、神经调控、认知训练及心理干预等综合措施。

2. 合理用药

目前尚无证据表明，有药物可直接改善脑卒中后步态，但可通过合理用药改善老年人的后遗症、合并症，减少脑卒中后不利于步态平衡的因素，是预防脑卒中后跌倒的重要干预措施之一。

（1）锥体束受累可引起肌力下降，后期肌张力升高，必要时可加用巴氯芬等缓解

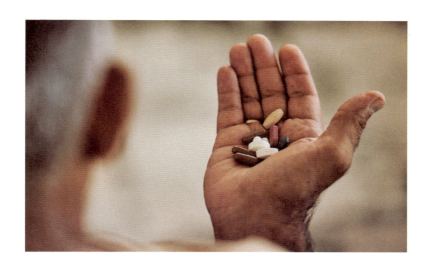

肌张力。

（2）血管性帕金森综合征老年人，由于锥体外系受累，可造成不同程度的姿势平衡异常（如慌张步态）可加用抗胆碱能药等药物。

（3）癫痫老年人要合理使用抗癫痫药物，监测药物浓度，减少或降低发作时摔倒摔伤风险。

（4）合并抑郁的老年人，必要时可在医师指导下服用抗抑郁药物，从而间接改善步态。多奈哌齐、加兰他敏等胆碱酯酶抑制剂可改善脑卒中后认知功能。

（5）合并心脏、肺部疾病老年人较多，在相应专科医师指导下，给予干预药物，改善心、肺功能，进行适应运动康复。

（6）合并前庭功能紊乱、听力、视力障碍者，也应及时予以药物纠正，避免因头晕或感觉传入等因素引起的跌倒。

（7）老年人因骨质疏松的发生率较高，予以评估，给予补充钙剂、维生素 D 等，强化骨骼的药物，减少因跌倒后骨折的发生率。

（8）脑卒中后老年人应合理规范个体化用药，可很大程度减少跌倒事件。

（9）药物治疗需定期随访用药相关指标，以免发生不良反应。

（10）服用降压药物时，不适当使用可造成血压过大波动，从而增加跌倒风险。

（11）服用他汀类降脂药物后可出现肌酶升高、肌肉酸痛，影响步行功能。

（12）合并多种用药，避免药物代谢影响药物浓度，避免不良反应叠加。

（13）质子泵抑制剂可影响氯吡格雷等药物经细胞色素 P450 代谢，降低药物浓度。

（14）多种抗癫痫药物可影响华法林等抗凝药物代谢，影响药物疗效。

（15）部分抗精神病药物具有增加癫痫发作可能，或引起锥体外系不良反应。

3. 运动训练

详见本讲"如何做好脑卒中后防跌倒的运动训练"内容。

4. 神经调控治疗

（1）常见无创治疗方式包括经颅磁刺激、经颅电刺激等。

（2）通过诱发磁场或电场，改变局部皮层的兴奋性，其靶治疗位点多位于运动区、辅助运动区等运动相关区，通过提高病灶侧的兴奋性和 / 或抑制病灶对侧的兴奋性，同时辅以运动治疗，以提高患者的运动、平衡能力。

（3）多次高频（10~20赫兹）重复经颅磁刺激可显著提高患者的步行速度，缩短TUG 时间，降低生理耗能指数。

（4）经颅直流电刺激还可联合机器人

辅助康复训练，提高康复疗效。

（5）认知、情绪障碍影响步态，可选取优势侧背外侧前额叶或认知相关脑区作为靶刺激位点，提高患者认知功能，从而改善步态。

5. 认知训练及心理干预

（1）双任务步行训练

1）包括注意力、记忆力、视空间功能、交流和社会认知、执行功能、理解能力训练。

2）为期4周，每周3次、每次30分钟认知（减法数列）行走双任务，可有效改善步行能力。

3）锻炼记忆、计算能力，同时对观察、注意、判断、行走、记忆进行动态训练。

4）提高平衡和姿势维持能力。

（2）心理干预训练

1）患者主观康复意愿减弱，活动减

少，不利于完成相应康复锻炼。

2）情绪相关注意力障碍导致跌倒风险增加。

3）除了药物治疗外，来自专业医师、家庭和社会的心理支持非常重要。

4）运动干预、行为治疗、健康宣教、社区干预、职业治疗等。

5）帮助患者以积极心态完成脑卒中后康复，回归社会。

6. 康复护理及环境改造

（1）个性化健康教育：定期康复评估，由医师、治疗师、护士对所有患者存在的康复问题及跌倒隐患进行交流和沟通，联合跌倒预防的专科化管理。

（2）常态化追踪随访：搭建互动平台，追踪患者回归社区后训练状态，把控患者训练质量。

（3）定制化环境管理：根据患者生活

需求进行有效居家环境改造。

五、如何做好脑卒中后防跌倒的运动训练

运动训练中三大基础肌力训练、步态、平衡训练。

1. 肌力训练

进行有氧耐力训练、等速肌力、等长收缩训练和抗阻力训练。

2. 物理因子治疗

有低频电刺激和体外冲击波等。体外冲击波治疗对脑卒中老年人下肢痉挛有积极的作用，可诱导一氧化氮形成，可能通过改善神经功能从而调节肌肉张力。

3. 平衡与步态训练

重心维持和重心转移、躯体本体感觉训练，如太极拳。

4. 日常生活活动训练

不同人群采取不同训练方式，如不同步行姿态及姿势控制。

5. 机器人辅助训练

可以制定"游戏任务"，增加老年人的社会融入度，提高社会生活能力。

6. 辅助器具训练

包括拐杖、足踝矫形器、轮椅等。佩戴度数合适的眼镜，必要时佩戴助听器材，增强感觉传入，维持平衡。

六、如何做好脑卒中后防跌倒的平衡与步态训练

正确示范，对脑卒中老年人的动作进行一对一的纠正、指导，确保锻炼过程中无跌倒意外，保证脑卒中老年人的安全。

锻炼前准备：场地宽敞安静、光线柔和、温度适宜、地面干燥防滑、穿着宽松衣

服和防滑鞋。

步态平衡训练的具体训练方法：共 7 种步态，包括睁眼站立、闭眼站立、重心转移、屈膝微蹲、转体动作、侧方起步、站位提踵，主要锻炼脑卒中老年人的平衡能力及下肢主要肌群的协调性。

平衡训练，主要训练重心维持和重心转移，另有躯体本体感觉训练、视本体感觉训练、视觉补偿训练及前庭功能训练（包括凝视稳定训练、直立姿势控制）等增强平衡相关的感觉传入训练。

研究表明，对称站立训练、坐 - 起训练有助于合理分布双下肢承重，维持平衡。传统的太极拳训练可显著减少脑卒中老年人跌倒次数。步态训练时需注意纠正异常步态，可借助三维步态解析系统评估步态并给予指导。

七、如何做好脑卒中后防跌倒的日常生活活动训练

在脑卒中老年人第一次跌倒后，对脑卒中老年人进行环境的训练。

1. 不同步行姿态及姿势控制：可以先进行慢走，再加快步伐，再到慢跑，最后到快跑，逐步进行训练。

2. 双通道训练，同时执行 2 项及以上任务，如边读书边听音乐、边走路边说话等。

3. 在不同路面，如台阶、斜坡、楼底、草地等进行平衡训练。

4. 复杂行走技巧训练，包括环转行走、交替踏步、蹲 - 起后再行走、不同高度障碍物跨越训练等。

5. 嘈杂拥挤环境，如医院、菜市场、超市等人流量较多地方，不同路面，如狭窄过道、斜坡、楼梯、电梯等。

八、脑卒中后跌倒的防护原则有哪些

1. 不扶不起，不扶不坐

在老年人机体不稳的情况下，不易随便更改老年人的体位，护理此等老年人时应当动作缓慢、轻柔、稳。以防老年人因更换体位发生危险。

2. 力量训练必不可少

肌肉训练可潜在缓解肌肉黏弹性，减轻脑卒中老年人升高的肌张力。重复肌肉活化运动还有助于运动皮层的再认。如老年人可耐受，强制性运动疗法（CIMT）可改善肢体功能。重复任务训练（RTT）可加强上下肢功能，增加步行距离，改善行走功能。

3. 自主活动量力而行

老年人通过各类治疗可增大机体活动力度，但不宜过于激进，应循序渐进，逐步适应活动。

4. 辅助用具正确扶持

在专业人员指导下，选择合适的辅助器具，如拐杖、足踝矫形器、轮椅等。助行器是对于脑卒中后，姿势控制受损老年人有效的干预措施，但也往往提示这些老年人存在严重的姿势控制障碍，如果同时合并认知功能损害以致不能合理使用辅助器具，反而会增加老年人的跌倒风险。

5. 居家改善降低风险

加强居住环境安全管理。

（1）老年人睡眠或卧床时需竖起床两边的护栏，下床时需放下护栏，切忌翻越，床、椅子的轮子均做固定。

（2）老年人下床时提供轮椅或拐杖，行动时有人搀扶、陪伴。

（3）建议老年人及陪护者穿防滑鞋，尤其在地面潮湿、上厕所和洗涤时，以免滑倒。

想要不跌倒
就得这样做

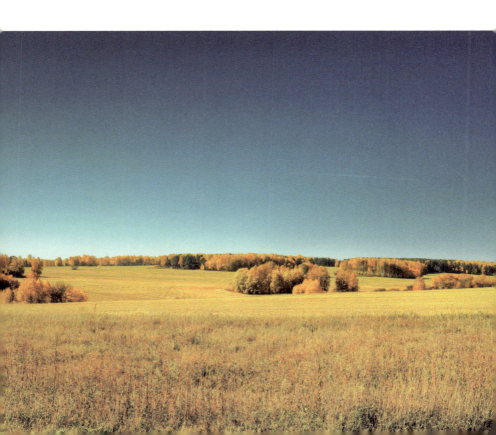

第一课 生活点滴要注意

一、预防跌倒从以下五个方面做起

1. 衣

从穿着角度讲，最主要的是选择合适的鞋。老年人穿鞋应穿对足部有保护作用的鞋，符合合脚、保暖性好、透气性好、防滑性强和轻便柔软五个特点。外出活动或走远路，最好选择鞋帮超过脚踝的鞋，以防踝部扭伤；鞋后跟高度以 1.5 ~ 2 厘米为宜，可调整重心高度和增加稳固性；鞋后跟的倾斜度以 10° 左右为宜，以增大鞋与地面的接触面积而增强平稳性；锥形并能防滑的鞋底可以防止足底打滑；较硬的鞋底夹层柔软、有弹性，可以增强鞋子的舒适性；避免穿鞋底过软的拖鞋，过软的拖鞋增加与地面的摩擦力，尤其是过软的拖鞋易在行走时鞋尖打折，使人绊倒。衣着宜宽松、保暖、轻便、透气，忌穿着过紧裤子，以免影响下肢血液流动；避免穿宽腿且超过脚踝的长裤，以防被绊或自踩而致跌倒。

2. 食

注重食物中维生素的补充，尤其是维生素 D 的补充，预防骨质疏松症，避免跌倒时引发骨折。维生素 D 是脂溶性维生素，需要用油炒或与肉炖烧食用，也可以切丝水焯或蒸熟后用橄榄油拌后食用。同时，不能忽略晒太阳。冬天最好在上午 10 点左右或下午 4 点左右；夏天要在上午 9 点左右或下午 6 点左右，尽可能多地裸露皮肤，每天晒 15 ~ 30 分钟，两者配合，可起到很好的缓解骨质疏松的作用。

还要了解所用药物的作用、副作用，如服用镇静、安眠等药物要坐在床边服，服后即刻卧床休息，夜间如厕一定要醒透再坐起，站起后头不晕、腿不软再迈腿，避免跌倒。出现过体位性低血压的老人，餐后 30 ~ 60 分钟避免剧烈运动，防止再次发生体位性低血压而跌倒。晚餐后勿饮用太多水，避免多次起夜，增加跌倒的风险。

3. 卧

床具高度依据身高选择，以坐在床边膝关节成 90°为宜，通常高度以 46 厘米为宜。适宜的高度，老年人从床边站起最省力。如果是坠床风险很大或有过坠床史的老人，要将床降至最低，床柄归位，床轮刹车制动；卧床时拉起床栏，起床时放下床栏，勿跨越床栏或从床尾下床。床头附近准备感应灯，减少因不便开灯造成的跌倒。夜间常用的手机、眼镜、水杯放在坐在床边伸手可以拿到的地方，避免拿取这些物品时身体过度倾斜，造成身体失衡而跌倒。

4. 行

尽量在熟悉环境中生活，少去人员较多的地方走动。使用合适的防滑助行器具，掌握正确的使用方法。感到头晕、乏力、虚弱时暂缓下床。行动障碍者在体位转移或行走时，一定要在身边有人协助时再移动。勿穿着拖鞋外出。

特别强调，老年人尽量减少在陌生的环境过夜，如果必须过夜，要尽快熟悉卧室环境，尽可能清除障碍物，并了解灯源开关位置。

5. 环

使用频率较高的生活用品，如水杯、餐纸、眼镜等置于易取处，需要帮助时使用呼叫铃呼叫。地面有水、汤液、果汁等液体时，请勿下地走动。夜间请将物品收于柜内，保持走道宽敞无障碍物，打开地灯。

二、防跌倒小妙招 —— 起夜谨记 "三要"

骨折的老年人超半数是起夜摔倒造成的，建议起夜时首先醒透再起床，要在床旁站稳，房间安装多个感应小夜灯，过道无杂物，就是要站稳、要有光、要路平，"起夜三要"，您记住了吗？

三、防跌倒小妙招 —— 洗澡谨记 "三不"

老年人身体弱，平衡力差，多数还患有心脏病、高血压等慢性疾病，如果洗澡时水温过高，时间过长，很容易跌倒，建议老年人洗澡时水温不要过热，时间不要超过15分钟，门不要锁，避免发生意外，耽误抢救。

洗澡水温不高、时间不长、门不锁，"洗澡三不"您记住了吗？

四、防跌倒小妙招——接电话谨记"三慢"

研究者发现，在室内跌倒的老年人，80% 是因为着急去接电话导致的，所以建议把电话放到经常活动、方便拿取的地方。当电话铃响起时，不要急着接听，要慢起、慢站、慢走，"三慢"您记住了吗？

五、老年人防跌倒自我管理方法

跌倒是一种不能自我控制的意外事件，指突发的、不自主的、非故意的体位改变，多发生于老年人。防跌倒的管理要点如下。

1. 体育锻炼

正确的体育锻炼能增强肌力、肌肉的柔韧性、步态的稳定性，保持平衡能力，增加灵活性、反应时间，常用的锻炼方式有太极拳、八段锦等。同时加强核心肌群的训练，对于预防跌倒起到很重要的作用。

2. 纠正不良环境因素

不但可减少环境中的危险因素，而且能增加老年人对跌倒危险因素的认识，从而自觉控制和避免引起跌倒的相关因素。应做到床、桌、椅的高度和摆放位置合理。地面应平坦、防滑、没有障碍物，光线应均匀、柔和、避免闪烁，楼梯走廊、厕所、浴室要安装扶手。

3. 合理调整所服用的药物

老年人的用药种类较多，应遵医嘱正确用药，同时注意用药后的反应，并定期对用药情况进行复查，评价药物的作用，及时停服不必要的药物。

4. 重视疾病的预防、治疗

对患有原发性高血压、冠心病、糖尿病及精神疾病的老年人，应进行早期诊断、治疗，特别注意了解他们的晕厥史，做好预防工作。

5. 害怕跌倒的心理护理

害怕跌倒的心理在老年人中普遍存在，在日常生活中，应鼓励老年人保持乐观情绪，使其在自身能力和控制跌倒方面充满信心，激励他们由自我恐惧转变为积极情绪来控制跌倒。

六、老年人防跌倒十大招数

第 1 招——不逞强

凡事按部就班，要牢记欲速则不达的道理，做力所能及的事。

第 2 招——不孤单

随时有家人或照护者陪伴。

第 3 招——不潮湿

地面随时保持干燥。

第 4 招——不翻越

洗澡时不翻越、攀爬浴缸，卧床时不翻越床挡。

第 5 招——不滑动

浴室地面保持干燥，放置防滑垫。

第 6 招——不怕麻烦

不要怕麻烦别人，如有需要时，使用拐杖、助行器或者找人协助。

第 7 招——不打赤脚

要穿合脚、低跟及防滑稳固的鞋。

第 8 招——不黑暗

房间各处要保持光线充足。

第 9 招——不凌乱

房间不要摆放过多物品，通道无阻碍。

第 10 招——不损坏

使用的物品随时保持正常可使用状态。

第二课　助行设备要慎选

助行器种类多种多样，到底该怎样选择

1. 手杖

老年人使用的手杖有多种，有单支点、三支点、四支点手杖。患有骨质疏松症且行动不便的老年人应尽早选择长度、重量、功能都适合自己的手杖。三支点与四支点手杖用铝合金制成，轻巧、稳定、安全，外观也较好看，老年人较为喜欢。如果选用木制的手杖，杖杆要质地坚硬，杆头最好用金属箍加固，以免打滑；杖柄应稍宽，使老年人手握感到舒适；杖端要包有橡皮帽，可以防滑及缓冲手杖着地时的冲击力，如果橡皮帽破损，要及时更换。

手杖的标准长度选择可参考以下方法：

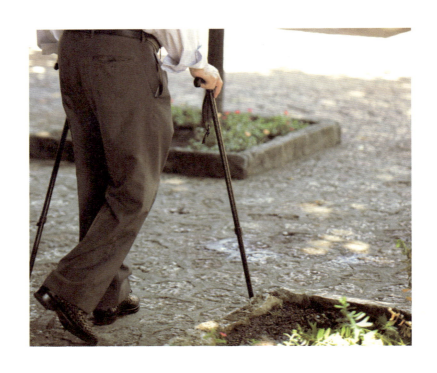

需要使用手杖的老年人直立，上臂随意下垂斜靠身旁，从小指侧的手腕到地的垂直距离便是适合该老年人的手杖长度。

单支点手杖，又称"丁"字形手杖，手握之处基本呈"丁"字形，较轻便，易携带，手杖触地一端装有橡胶帽。该类手杖适合尚能平衡行走的人，可增强走路的稳定性。

四点支持手杖，手杖触地端装有四个分支，不用人手扶持，本身就能像桌子一样独自直立，因此稳定性较其他类手杖更好。这种手杖适用于步履蹒跚、走路摇晃、步伐不稳的人。尽管这种手杖比较稳当，但也须保证四个分支中的每一个与地面牢牢接触，因此仅适于在平坦的路面上使用，凹凸不平的路面或沙石路上不适用。

2. 拐杖

拐杖是另一种常用的助行器，与手杖支撑点在手部不同，其支撑点在腋部。老年人使用拐杖时，要调整合适的高低度。拐杖过长，易使老年人腋部受压，臂丛神经易受伤；拐杖过短，老年人使用时要弯腰，会导致用力不当，步态不稳。

拐杖的合适长度，应是老年人直立时地面到腋窝的直线距离稍低 3~5 厘米。拐杖上端与腋窝接触的部位应该用海绵、橡皮垫或毛巾加固，布带缠绕，以减少拐杖上端硬处与腋窝的摩擦。拐杖头部应套上橡皮套，防止手部因出汗打滑。

很多老年人在 80 岁之后，出门就算拄着拐杖还是会有危险，很多家庭就会选择在家或者散步时使用助行器，但是出行或者外出就医就会选择乘坐轮椅，既预防了跌倒又增加了效率。

3. 轮椅

轮椅的选择要充分考虑用途以及老年人的操作能力等因素，选择适合老人身体功能状况的轮椅，避免造成身体伤害和经济损失。座位宽度要有选择，坐上轮椅后双大腿与扶手之间应有 2.5～4 厘米间隙。轮椅如果过宽，双臂推动轮椅时伸展过大，易疲劳，身体不能保持平衡，且无法通过较窄的过道；老年人坐轮椅休息时，双手也不能舒适地放在扶手上。如果座椅过窄，则会磨损老年人臀部及大腿外侧皮肤，老年人上、下轮椅时也不方便。

在靠背高度的选择上，轮椅靠背的上缘应在腋下 10 厘米左右，靠背越低，身体的上部及双臂活动范围越大，功能活动越方便，但支持面小，影响躯体的平稳。因此，只有平衡性好、活动障碍较轻的老年人才选择低靠背的轮椅。靠背越高、支撑面越大，会影响身体活动，所以要因人而异，调整高度。为了使老年人坐轮椅时感觉舒适和防止产生褥疮（压疮），轮椅的椅座上应放坐垫，坐垫可分散臀部压力。常见的坐垫有泡

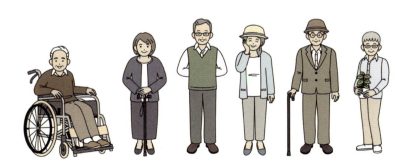

沫橡胶和充气垫。此外，座位与脚踏板的高度是此高彼低、相互协调的关系。老年人坐在轮椅中，双下肢放于脚踏板上，大腿下部前 1/3 处高于前缘约 4 厘米是合适的状态。座位过高或脚踏板过低，会造成双下肢失去支撑而悬空，身体不能维持平衡；座位过低或脚踏板过高，臀部承受全部重力，久坐会导致臀部软组织受损，老年人操作轮椅也会十分吃力。

第三课 这样饮食身体健

很多人会对热量和蛋白质很关注，积极保持肉、蛋、奶的摄入，但是在饮食方面，最重要的是热量，其次是蛋白质。每餐大约 20 克的蛋白质对于年轻人就已足够，但 70 岁以上的老年人可能需要更多的蛋白质才能够维持肌肉的代谢状态，有的学者建议每餐应达到 35 克。另外，亮氨酸丰富的食物，如乳清蛋白、肉、鱼、蛋类对于调节肌肉生长也很重要。

对于多数人群，每日应当保证充足的钙的摄入，以一般成年人的食量或者一个较大儿童的食量来说，每天在不喝奶的情况下，

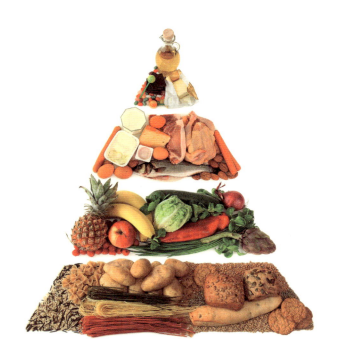

通过常规的食物可获得大约 300 毫克钙。而每 100 毫升牛奶就可以带来 110 毫克左右的钙。如果能够做到每天喝一包奶加上一小杯酸奶，再吃够绿叶蔬菜和十字花科蔬菜，钙摄入量也就够了，可以不用吃钙片了。但是，老年人容易钙摄入不足，通过补充剂来额外地增加钙摄入是有必要的。美国医学研究所（Institute of Medicine，IOM）建议 51 ~ 70 岁的男性每日摄入 1 000 毫克的钙，70 岁以上的男性和 51 岁以上的女性每日摄入 1 200 毫克的钙。不过还是要注意，一般钙剂的吸收率偏低，对健康的效果也不如天然食物那样全面均衡，应该优先通过饮食来补充钙。另外，有些老年人有喝浓茶的习惯，而浓茶会影响钙质的吸收，所以最好建议家中的老年人少喝浓茶。

维生素 D 可以起到促进骨吸收的作用，如果维生素 D 缺乏，对于骨骼健康很不利；

另外，维生素 D 也与肌肉减少有关，不过机制尚不清楚，考虑到老年人维生素 D 水平低的比较多，可以适量补充。

维生素 D 缺乏的人群，每天补充2 000IU 以下剂量的维生素 D 是比较安全的；如果只是预防性补充，每天 400IU 的剂

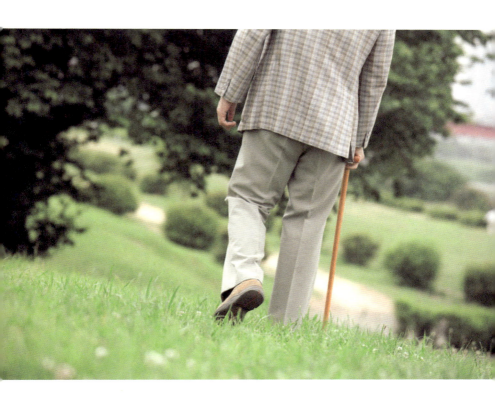

量即可。当然，更好的选择还是保证户外活动，一般建议每天保证一个小时的户外活动，不但可以帮助获得维生素 D，增加钙的吸收，对于精神调节也很有用！

第四课　肌肉锻炼不能少

哪些训练对防止老年人跌倒有益处

近年来，多项实验研究认为老年人可通过特定训练方法提高肌肉力量、增加协调能力，减少跌倒风险。

哪些训练适合老年人呢？建议老年人在没有肢体无力、偏瘫、类风湿关节炎、骨关节痛等影响运动的疾病情况下，可以做太极拳、广播操，以及缓慢的广场舞等，根据老年人具体情况，每周 3～5 次，每次 40 分钟至 1 个小时，或者隔日一次，持续 3 个月左右。根据自身情况，适时调整锻炼的时间和频次，通过结合下肢肌力训练与下肢协调能力训练，融合深蹲起训练、负重抬小腿训练、负重收小腿训练、变向交叉行走训练等训练方式，相较单独的肌力训练或平衡能力训练，能够更明显地提升老年人防跌倒能力。

上面说到的"千金难买老来瘦"是不对的，应该是"千金难买老来肉"，"肉"是肌肉的肉，要每天进行适当的肌肉锻炼。

1. 下肢肌肉训练

有些老年人不能自行站起，需要借助椅子扶手或周围固定的物品才能站起来，如何进行下肢功能训练？

实际上，不能自行站起，需要借助椅子扶手或周围固定的物品帮助才能站起，说明下肢的肌肉力量已经严重减退，需要加强大腿及小腿肌群的肌肉力量训练，两组肌群肌肉力量增强了，踝和膝关节的稳定性也增强了，可以有效地预防跌倒的发生，同时增加优质蛋白摄入，如鱼、虾、鸡蛋等，也可以起到辅助增加肌肉的作用。

2. 力量锻炼

也叫抗阻力训练，是保持肌肉力量的最好方法。进行力量锻炼可以提高全身肌肉工作的能力，增强肌肉力量和关节周围肌肉群的稳定作用，预防运动损伤和慢性疾病，提高生活质量，而不是去挑战身体极限。

3. 肌肉锻炼

也称体育锻炼，可以矫正姿势，改善腰部疼痛和肩膀僵硬的症状，同时也可以改善身体的糖代谢能力，有效防止糖尿病的发生。经常进行体育锻炼，能够对身体健康带来很多好处，使身体看起来更加有活力、更加年轻。但对于老年人而言，负荷太大、挑战太高的力量锻炼是根本没必要的。老年人在日常生活中只要坚持运动就可以获得较好的健康。老年人健身过程中一定要注意"健康第一"的安全原则和循序渐进的原则。

4. 运动方式

以有氧运动和个人兴趣为主，如步行、慢跑、太极拳、健身操、气功、游泳等，对年老体弱、神经肌肉功能障碍者可做辅助运动。做辅助运动时要以主动运动为主，辅助运动为辅。

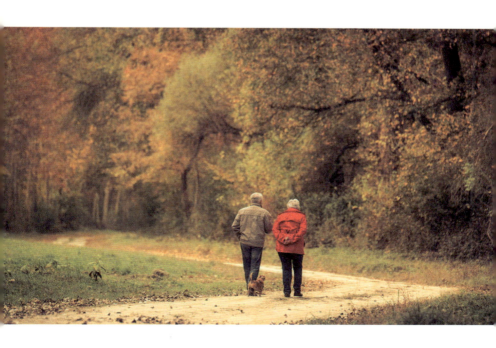

第五课　身体平衡是关键

1. 平衡能力是人体的一项重要生理功能，在人类生活中有非常重要的意义。从中年到老年的衰老过程中，存在着站立及行走晃动不稳、关节运动幅度减小以及韧带弹性和绝对肌力下降等现象。特别是老年人平衡能力下降，直接影响老年人独立生活能力，严重的会引起老年人跌倒、诱发其他疾病。

跌倒是造成损伤、引发其他疾病的重要原因，不但给家庭和社会带来了很大的负担，还严重影响着老年人的晚年生活，给老年人带来极大的痛苦。目前中国正处在急剧老龄化时期，人口老龄化将给中国的经济、社会、政治、文化等方面的发展带来深刻影响。

2. 拥有一个良好的平衡力。通常来说，我们是不容易摔跤的，在一些运动项目里，我们可以尽可能降低受伤的可能性。练好平衡力对于我们整体外在形象也是非常有好处的，相比较而言，平衡能力好的人，走路时候的姿态也是比较挺拔稳健的。练习好平衡能力，可以一定程度上改善我们的身体健康情况。

平衡能力一旦提高，我们身体的神经系统的功能也更好一些。平衡能力练习好了，还可以提升我们的专注力，因为练习平衡能力的过程也是稳定自我心绪的一个过程。

3. 常见的练习平衡能力的方法有树式、鸟王式以及摩天式。其好处有强健脚踝，使腿脚灵活，并可灵活我们的髋部和肩膀。

第六课 脚底筋膜很重要

一、足底筋膜炎

1. 什么是足底筋膜炎

"千里之行，始于足下"，正常人的足部由 22 块骨头、33 个关节组成，在这些骨头之间有相当多的韧带紧紧相系，就如同钢索绑住梁柱一样，稳定足部的结构。其中，在足底脂肪的深层、骨头的上面，平铺着一条宽长且结实的白色韧带，专业名称叫"跖腱膜"，它像弓的弦一样，一头连着足跟骨，另一头连着足趾和足前掌的众多骨头。它的作用就是给足底、足弓提供弹性和稳定性。跖腱膜所能承受的牵拉挤压力度和频率是有上限的。一旦因为各种原因，如肥胖、负重深蹲，长期长时间跑步、跳跃或站立等，使脚底筋膜被牵拉刺激的力度或频率超过了极限时，炎性损坏就产生了。

2. 足底筋膜炎的症状

最常见的症状就是足跟的疼痛与不适。一般而言，疼痛在早上下床时的第一步最为明显，这主要是因为经过一晚上的休息，足底筋膜不在负重状态，会处于较为缩短的状态。当晨起下床踩地时，会对足底筋膜产生较大、较快的牵拉，进而引起疼痛。但在行走一段时间后，足底筋膜会变得松弛，因而症状会缓解。但若过度行走，足底筋膜被牵拉的次数增加，症状又会再次出现。压痛点常在足底近足跟处，压痛较剧烈，且持续存在。疼痛的特点为搏动感、灼热感、刺痛感。

3. 足底筋膜炎的应对方法

足底筋膜炎大多是由于过度运动及退行性变造成的，凡是能够引起或加重足底疼痛的动作，都要尽量避免。

如果已经发现跑步、跳跃或体力活动会让足底疼痛加重，这个时候就要停止，休息一段时间。但是，不能完全停止所有活动，尽管休息可以使足底疼痛缓解，但从长远来看，完全停止活动可导致更严重的韧带疼痛和僵硬，所以，只要是不加重疼痛的日常活动，还是要继续进行的。

足底筋膜炎大都与足部内部结构异常，以及当脚部活动量增大或负荷加重时有关。所以足底筋膜炎常发生于需要经常步行、站立、负重，以及穿不合适鞋子的时候。体重过重、穿高跟鞋、扁平足、过度行走等都是引发足底筋膜炎的原因。

二、穿厚底鞋可以减少脚踝损伤吗

脚踝就像一个三角板凳，是典型的三点负重结构，稳定平衡才能正常走路。第一个支撑点是大脚趾根部，第二个支撑点是小脚趾根部，第三个支撑点是脚后跟。这三点中任何一个点出现了问题，就支撑不住我们的身体。老年人年纪大了，肌腱、韧带退化，失去弹性，足弓塌陷，脚会变得扁平，走路不平衡，容易跌倒。

单纯穿厚底鞋未必能减少脚踝损伤，应根据老年人的生理特点进行选择：鞋子前脚掌要软，可有效推进行走的动作；后帮和足弓部位要硬，保护脚踝，帮助足弓有效地支撑；鞋面松软透气，鞋内宽松没有压迫。所以老年人不适合穿厚底鞋。

脚踝健康很重要，希望老年人及家属加强平时对脚踝关节的保护。此外，崴脚后也要正确、及时地进行治疗处理，只有这样才能将跌倒风险降至最低。

预防跌倒这些老年人做到了

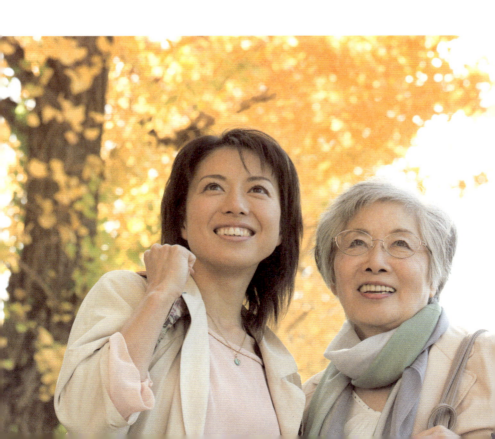

案例一： 跌倒无小事，多次跌倒需关注

周某，89 岁，女性，身高 1.56 米，体重 43.5 千克，BMI：17.9kg/m²，近五年跌倒多次，经朋友介绍从外地来京就诊，2022 年 5 月 26 日家属推轮椅带老人来诊。

一、病史回顾

近五年内跌倒 7 次，跌倒位置分别为家中洗澡间、卧室、厕所及社区外等多个地点，跌倒方向为前或后，最严重一次为右侧尺桡骨骨折，跌倒时有短暂意识不清，急诊就诊后给予石膏固定。

二、既往史

骨质疏松症、右膝关节炎、脑卒中。

三、问诊查体

1. 来诊卧位血压：149/72mmHg，坐位血压：117/63mmHg，血压差值：32/9mmHg。

2. 平均起夜 4 次 / 晚（平均每晚睡 4～5 个小时），睡醒后存在头晕、疲惫症状。

3. 复视、听力减退。

4. 右膝关节炎，日常活动部分受限（下蹲、上下楼梯等动作时不适）。

5. 频繁眩晕，2～3 个月发作 1 次，一次发作 1～2 天。

6. BMI：$17.9kg/m^2$。

四、下肢功能测评结果

1. 平衡测试

能完成第一阶段（并脚站立）、第二阶段（错脚站立）平衡测试，不能完成第三阶段（一字站立）、第四阶段（单脚站立）；说明平衡功能严重退化，属于跌倒中风险人群。

2. "起立 - 行走"测试

用时 22.93 秒，超过 12 秒的正常值，行走过程中存在缓慢而踌躇的步伐、步幅短、很少或没有手臂摆动、拖着脚走、整体转身情况，属高风险人群。

五、跌倒风险

1. 直立性低血压。卧立位血压差值较大，存在跌倒风险。

2. 频繁起夜，影响睡眠深度（每日实际睡眠时间 4 ~ 5 个小时），第二天睡醒后有头晕、疲劳症状，易诱发跌倒。

3. 复视、听力减退。

4. 右膝关节炎，日常活动部分受限（下蹲、上下楼梯等动作时不适）。

5. 频繁眩晕，容易诱发跌倒。

6. 家中饲养宠物。

六、防跌倒应对措施

1. 直立性低血压应对措施

（1）告知家属和老人每日3次测量血压并记录，建议在早上起床前、中午午睡后、晚上睡前分别测量一次血压并记录，测血压时注意使用一个固定的血压计，这样有参考意义，1周后携带测量结果，到心内科门诊就诊，遵医嘱调整血压用药。

（2）日常活动时动作应缓慢，在居家时尽量用墙壁、柜子、桌子、凳子等固定家具辅助行走，防止跌倒。

（3）遵循起床"三部曲"，即"醒透再坐起，坐起头不晕再站立，站起头不晕、腿不软再行走"，避免跌倒发生。

（4）有头晕、黑矇、肢体无力等低血压症状，应就近坐下或蹲下，避免跌倒。

2. 起夜应对方案

（1）减少睡前饮水量：注意睡前少喝

水，减少起夜次数。

（2）减少夜间如厕次数：建议床旁放小便器，减少频繁起夜导致的跌倒风险。

（3）卧室安装小夜灯，保证夜间起夜的照明安全。

（4）保持会阴部清洁、干燥，及时更换短裤，避免感染诱发尿频。

（5）加强盆底肌功能训练，可做凯格尔运动。

3. 针对复视、听力减退方案

（1）针对复视情况：①建议进行眼科专科检查，积极治疗原发病；②日常生活在熟悉、无障碍的居家环境中；③外出时须有人陪同。

（2）针对听力下降情况：建议去耳鼻喉科就诊，纠正听力，必要时可佩戴助听器。

4. 注意右膝关节的保护

（1）日常活动减少膝关节负重，不爬

楼梯，尽可能乘坐电梯。

（2）避免蹲着做家务。

（3）必要时局部热敷、理疗，改善膝关节血液循环。

（4）注意膝关节的防寒保暖。

5. 频繁眩晕方案

（1）当眩晕发生时，尽可能卧床休息，避免跌倒。

（2）神经内科就诊，查明眩晕原因。

6. 养宠物须注意

建议不要在家中养宠物。若养宠物，必要时可给宠物戴上铃铛，随时提醒，防止绊倒，或将宠物圈养。

7. 下肢肌力方案

采用跌倒高风险运动方案，具体如下。

（1）仰卧核心激活。组数：1组；次数：10次。

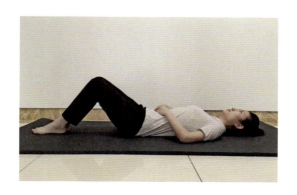

　　动作解析：仰卧，双腿屈曲 90°，双脚着地，两手放在肚脐上。深呼吸，并在呼气时轻轻地用手向上拉肚脐。避免在整个运动过程中屏住呼吸。

　　（2）下肢滑动。组数：1组；次数：10次。

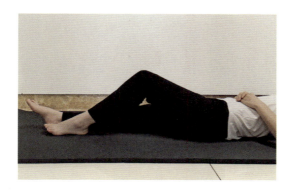

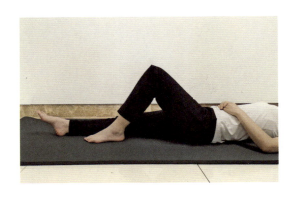

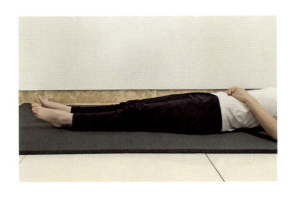

动作解析：仰卧，单腿屈曲，支撑腿缓慢地在床面进行滑动。

（3）仰卧抬脚。组数：2组；次数：每组12次。

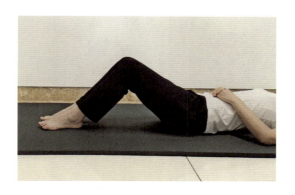

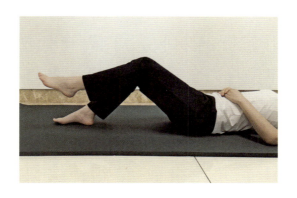

　　动作解析：躺在瑜伽垫（床）上，将一只脚抬起，维持在空中，做踝关节的背屈、跖屈、内翻、外翻的动作。重复到对侧脚。

　　（4）仰卧单腿外展 - 内收。组数：2组；次数：每组 12 次。

171

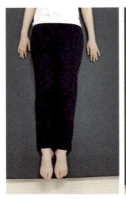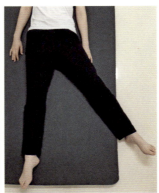

动作解析：仰卧位，两臂自然放在身体两侧，两腿伸直。随后左腿在伸直的状态下，尽可能向左外展至最大程度，然后返回起始位置，对侧动作重复。

（5）臀桥。组数：2组；次数：每组12次。

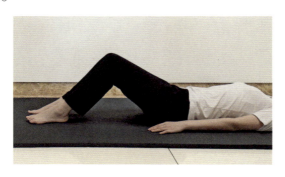

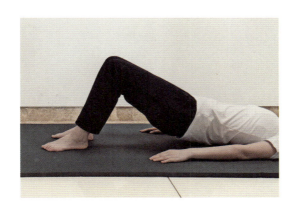

动作解析：躺在瑜伽垫上或者床上，双手放在身体两侧。双脚着地，双膝弯曲90°，间距为一拳距离。此时臀部在发力收紧的同时向上抬起，至肩、髋、膝处于一条直线。注意腰部放松，不要憋气。保持3秒后，慢慢回到起始位置。

以上做完可休息1~2分钟。

（6）俯卧跖屈背屈屈腿。组数：2组；次数：每组12次。

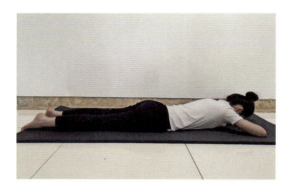

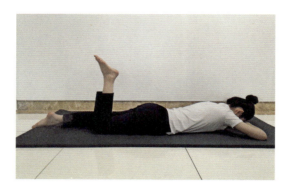

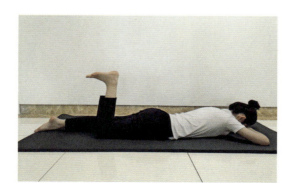

动作解析：趴在地面上，俯卧姿势。双臂交叉，前额靠在手背上，保持呼吸，然后弯曲膝盖，让小腿靠近臀部，再远离，来回做3次。第一次跖屈，第二次背屈，第三次跖屈，然后把腿放回地面，换另一侧做。按照临床医生的指示重复。

（7）坐姿单腿屈伸。组数：2组；次数：每组12次。

动作解析：坐在椅子上，背部挺直。尽可能伸直右膝，保持3秒钟然后放松。

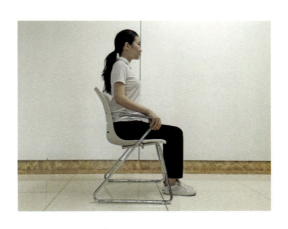

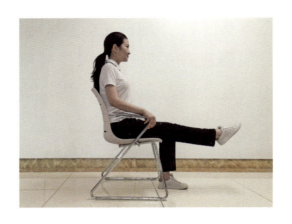

此套运动方案总用时 14 ~ 16 分钟，每日练习 1 ~ 2 遍，两周后复测下肢平衡功能，依据结果判定是否进入下一阶段训练方案。

案例二： 患有帕金森病老年人 风险评估与指导

曹某，81 岁，女性，身高 1.50 米，体重 48.5 千克，BMI：21.6kg/m², 近两年跌

倒 2 次，在家属陪同下于 2022 年 7 月 6 日使用拐杖步行来诊。

一、病史回顾

2022 年摔倒 2 次，分别为家中卧室、社区内，方向为向前、向右，跌倒时意识清楚，跌倒的主要原因为绊倒，皮肤轻度擦破，自行消毒处理，未就医。

二、既往史

膝关节炎、帕金森病、骨质疏松症。

三、问诊查体

1. 家中饲养宠物狗。

2. 双膝关节炎，伴有疼痛、肿胀、无力症状，日常活动受限，走路时膝关节疼痛、无力，活动量大时出现关节肿胀情况。

3. 平均起夜 5 次 / 晚，睡醒后精神状态不佳，疲乏无力。

4. 日常活动使用拐杖。

5. 帕金森病，服用美多芭治疗，自行停药 2 个月、下肢无力，频繁摔倒。

四、下肢功能测评结果

1. 平衡测试

能完成第一阶段（并脚站立）、第二阶段（错脚站立）平衡测试，不能完成第三阶段（一字站立）、第四阶段（单脚站立）；说明平衡功能严重退化，属于跌倒中风险人群。

2. "五次起坐"测试

不能完成，说明下肢肌力差。

五、跌倒风险

1. 家中饲养宠物小狗，小狗在室内活动活跃，老人活动时需躲闪，有跌倒风险。

2. 双膝关节炎，伴有疼痛、肿胀、无力症状，日常活动受限，易诱发跌倒。

3. 平均起夜 5 次 / 晚，睡醒后精神状态不佳，疲乏无力，有跌倒的风险。

4. 帕金森病服用美多芭治疗，自行停药 2 个月，有下肢无力症状，有跌倒风险。

六、防跌倒应对措施

1. 关于饲养宠物的方案

（1）将小狗圈养或委托他人代养，避免小狗活动时老年人躲闪不及导致的意外绊倒或跌倒的发生。

（2）给小狗佩戴铃铛，起到警示提醒作用。

2. 膝关节炎方案

（1）建议尽快去骨科、风湿科就诊，做相关检查，评估膝关节炎是否需要治疗，请遵医嘱。

（2）可以使用湿热毛巾热敷膝关节，减少疼痛和肿胀，或者用外用膏药辅助治疗。

（3）季节变换时，做好膝关节的防寒保暖工作，可以佩戴护膝等，阴雨天气减少外出，防止不适跌倒。

（4）可以坐位做膝关节的股四头肌肌肉训练，增强关节稳定性。

3. 针对频繁起夜方案

（1）泌尿外科或者妇产科及时就诊，查明原因，给予针对性治疗。

（2）减少夜间如厕次数：建议床旁放小便器，减少频繁起床导致的跌倒风险。

（3）减少睡前饮水量：合理安排饮水时间，睡前尽量少喝水，减少起夜次数。

（4）卧室安装小夜灯，保证起夜的照明安全。

（5）保持会阴部清洁、干燥，及时清

洗会阴及更换短裤，避免因感染诱发尿频。

（6）加强盆底肌功能锻炼，可做凯格尔运动等。

4. 帕金森病相关指导

（1）建议尽快到神经内科就诊，评估调整帕金森病治疗用药。

（2）与老年人家属评估跌倒的原因，在活动时根据老人的情况给予必要的陪伴，降低跌倒的风险带来的严重后果。

（3）外出时，一定要有陪同人员，确保其安全。

（4）必要时可以行温水浴、按摩等物理治疗，缓解肌肉僵硬，预防挛缩。

（5）日常着轻便宽松的衣服，可减少活动的束缚。

（6）指导老人舌肌锻炼的方法（伸舌、缩舌，左右移动舌肌，环形运动舌肌等）。

（7）用药及饮食注意事项：①遵医嘱按

时、规律服药，不可自行停药或增减药物剂量；②饭前半小时服用药物，服药后 1 小时内不可服用蛋白类食物，如鸡蛋，牛奶等；③饮食宜清淡，忌食辛辣、生冷、油腻食物；④饮食避免过烫，过稀，以免引发呛咳。

5. 下肢肌力锻炼方案专家建议

采用跌倒中风险运动方案，具体如下。

（1）仰卧核心激活。组数：1 组；次数：10 次。

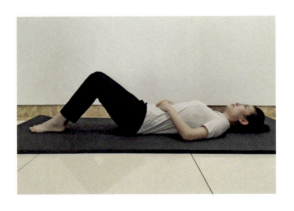

动作解析：仰卧，双腿屈曲 90°，双脚

着地，两手放在肚脐上。深呼吸，并在呼气时轻轻地用手向上拉肚脐。避免在整个运动过程中屏住呼吸。

（2）下肢滑动。组数：1组；次数：10次。

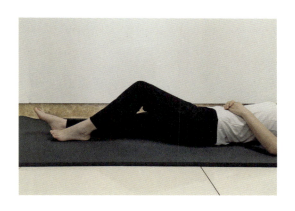

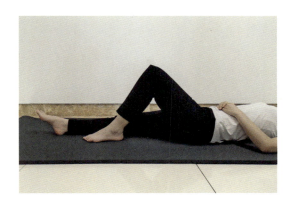

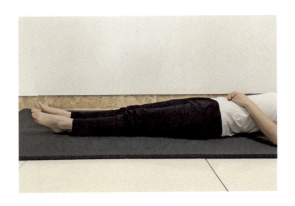

动作解析：仰卧，单腿屈曲，支撑腿缓慢地在床面进行滑动。

（3）仰卧抬腿。组数：2组；次数：每组12次。

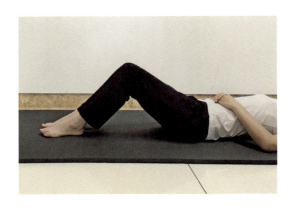

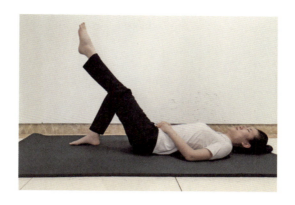

　　动作解析：仰卧，膝盖弯曲 90°，双脚着地。然后向前上方抬起一只脚并伸直膝盖。保持 2 秒钟，随后放下。换另一条腿重复。

　　（4）夹枕臀桥。组数：3 组；次数：每组 12 次。

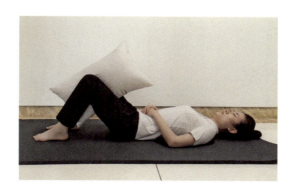

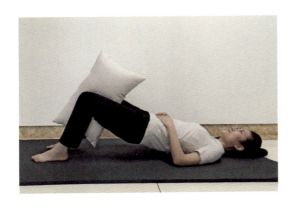

动作解析：平躺，将双腿自然屈起，在膝盖之间夹一个小枕头，然后臀部发力向上抬，直到背部和大腿在同一水平位置。保持2秒钟，然后慢慢地放下。重复此动作。注意事项：手放于身体两侧不要用力支撑。

以上做完可休息1～2分钟。

（5）侧支撑腿上抬（不保持）。组数：2组；次数：每组12次。

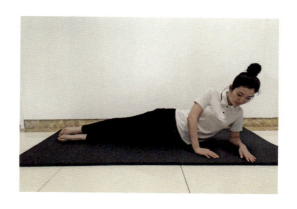

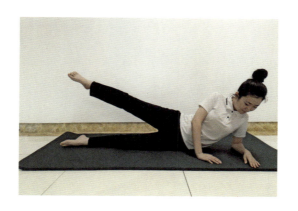

　　动作解析：左侧侧卧，左肘支撑住上半身，右手在体前撑地。两腿伸直，随后左腿贴地不动，右腿尽量在伸直的状态下，向上抬，然后返回。

（6）坐姿双腿屈伸。组数：3组；次数：每组12次。

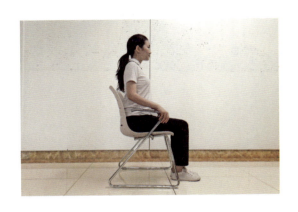

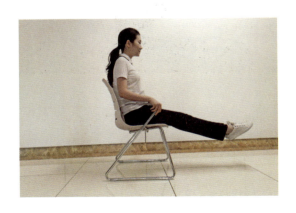

动作解析：坐姿，腰背挺直，双腿屈膝

90°，坐于凳上，双手扶住凳子扶手，大腿发力将小腿伸直，伸直后缓慢将小腿下放至起始位置，重复此动作。注意事项：身体保持直立，身体尽量不要出现明显晃动。

（7）坐姿提踵。组数：3组；次数：每组12次。

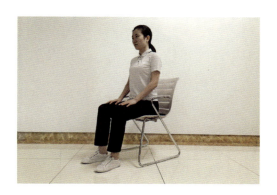

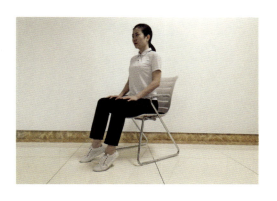

动作解析：坐在椅子上，腰背部挺直，两脚着地，略微打开。在上半身不动的情况下抬起双脚脚跟，随后慢慢放下。

（8）坐姿侧旋转。组数：2组；时长：每组30秒。

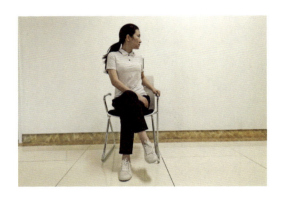

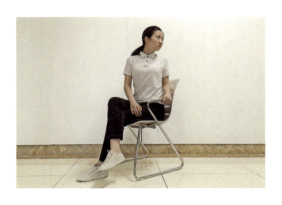

动作解析：右腿搭在左腿上方，右臂也放在身体左侧并放松。随后身体尽量向左后侧转，保持，随后回到起始位置，换对侧重复。

此套运动方案总用时为 18 ~ 20 分钟，每日练习 1 ~ 2 遍，两周后复测下肢平衡功能，依据结果判定是否进入下一阶段训练方案。

案例三：年龄越大，跌倒预防多关注

何某，男性，83 岁，身高 1.69 米，体重 60.5 千克，BMI：21.2kg/m^2。因一年前跌倒一次，于 2022 年 5 月 20 日由家人陪同步行来诊。

一、病史回顾

一年前，在家中卫生间跌倒 1 次，臀部着地，当时意识清楚，无外伤。

二、既往史

原发性高血压合并颈动脉粥样硬化、前列腺炎、腰椎间盘突出、脑内多发缺血病灶等。

三、问诊查体

1. 患前列腺炎，经常着急小便，起夜 3 次左右，严重影响睡眠。

2. 膝关节、双踝关节炎，伴有疼痛症状，走路不敢用力。

3. 高血压合并颈动脉硬化，平日血压控制在 130 ~ 160/70 ~ 80mmHg，会根据血压情况自行调节降压药用量。来诊时卧位血压 148/76mmHg，坐位血压 162/72mmHg。

四、下肢功能测评结果

平衡测试：能完成第一阶段（并脚站立）、第二阶段（错脚站立）平衡测试，不能完成第三阶段（一字站立）。

五、跌倒风险

1. 起夜 3 次，影响睡眠、增加跌倒风险。

2. 膝关节、双踝关节炎，伴疼痛。

3. 自行增减降压药物剂量。

4. 平衡测试结果为跌倒中风险。

六、防跌倒应对措施

1. 起夜多次应对方案

（1）减少夜间如厕次数：建议床旁放小便器，减少频繁起床导致的跌倒风险。

（2）减少睡前饮水量：睡前少喝水，减少起夜次数。

（3）建议泌尿外科就诊，减轻尿急、尿频症状。

2. 关节不适应对方案

（1）注意关节保护：①日常活动减少关节负重，少爬台阶、楼梯，多坐电梯；②不做膝关节的半屈位旋转动作，防止半月板损伤。

（2）建议骨科就诊，控制膝、踝关节炎症状，并采取理疗、保暖等积极措施，降低跌倒风险。

3. 血压异常应对方案

（1）建议心内科就诊，评估用药疗效，降低血压波动范围。

（2）规律服药，调整药物期间，每天早晨醒来测量血压，了解血压控制情况。必要时半年至一年到医院复诊，不可擅自调整药物剂量、服药时间等。

（3）如出现头晕、黑矇、肢体无力等低血压症状，应就近取坐位或卧位，避免跌倒。

4. 下肢功能训练方案

采取跌倒中风险运动方案，具体见"案例二：患有帕金森病老年人风险评估与指导"中的运动方案。